Dr. med. Berndt Rieger · Hormonie-Erfahrung

Dr. med. Berndt Rieger

Hormonie-Erfahrung

Das Hormonsystem aktiv unterstützen und neue Kraft und Energie gewinnen

herbig

Wichtige Hinweise:
Die Wissenschaft ist ständig im Fluss. Die vorliegenden Informationen beruhen auf gründlicher Recherche des Autors und auf seinen praktischen Erfahrungen als ganzheitlich praktizierender Arzt, wobei die Betreuung durch einen Therapeuten oder eine Therapeutin hiermit nicht ersetzt werden soll.
Alle Angaben, Empfehlungen und Informationen sind ohne jegliche Verpflichtung oder Garantie des Autors. Für die Angaben zu den aufgeführten Produkten kann weder seitens des Autors noch seitens des Verlages eine Gewähr übernommen werden. Der Leser sollte in jedem Fall seinen Therapeuten um Rat fragen, verordnete Medikamente nicht eigenmächtig absetzen und die Anwendung der hier genannten Präparate auf seinen speziellen Bedarfsfall vom betreuenden Therapeuten prüfen lassen.

Dr. med. Berndt Rieger im Internet: www.hormonie.org

FSC www.fsc.org
MIX
Papier aus verantwortungsvollen Quellen
FSC® C083411

Umschlaggestaltung: STUDIO LZ, Stuttgart
Umschlagmotive: shutterstock
Grafiken: Mascha Greune: S. 95, 97, 98, 108, 115, 117–120, 134–137, 158, 163, 165, 166; Ulrike Vohla, Grafikdesign Storch (unter Verwendung von Bildmaterial von Shutterstock): S. 32, 59, 93, 128, 155
Satz: VerlagsService Dietmar Schmitz GmbH, Heimstetten
PrePress: Frank Kreyssig, Heartwork Media, Germering
Druck und Binden: CPI books Gmbh, Leck
Printed in Germany
ISBN 978-3-7766-2868-5

www.herbig.net

Inhalt

Einleitung

Ich habe mich vor zwei Jahrzehnten als Internist in eigener Praxis niedergelassen und begann dabei ganzheitlich zu arbeiten. Die Menschen kamen mit Bluthochdruck oder Verdauungsstörungen, mit Allergien oder einer Infektneigung oder mit Erschöpfung, wegen depressiver Niedergeschlagenheit oder Gelenkbeschwerden und, und, und ... Gerade die homöopathische ausführliche Anamnese brachte bei den meisten zahllose Beschwerden und Fehlfunktionen ihrer Organe zutage. Sie hatten oft schon mehrere Medikamente erhalten, die manche Symptome verbesserten, aber die darunterliegende Störung in der Regel nicht beheben konnten. Woher kam diese Störung? Wodurch war sie begründet?

Aus der direkten Begegnung mit den Patienten und ihren Erkrankungen und Beschwerden heraus fiel hier bald der Blick auf die Hormondrüsen, vor allem auf die Schilddrüse und die Nebennieren. Mehr und mehr waren es ja Frauen, bei denen im Bereich der Schilddrüse eine Entzündung oder eine knotige Struktur gefunden worden war und denen gesagt wurde, man könne dagegen nichts tun, außer die Schilddrüse operativ zu entfernen – alles andere sei unheilbar und könnte vielleicht auch krebsig entarten.

Es dauerte eine Weile, bis mir klar wurde, dass die Veränderungen im Bereich der Schilddrüse, die man mittels einer Ultraschalluntersuchung wie auf einer Landkarte darstellen konnte, oft mit den zahlreichen Beschwerden in Verbindung standen. Zudem wurde deutlich, dass sich Beschwerden häufig in solche einteilen ließen, die mit einem Hormonmangel in Verbindung standen, oder Ausdrucksformen einer Krankheit waren, die man behandeln konnte – daraufhin würden sich auch die Veränderungen in der Schilddrüse wieder zurückbilden. Der nächste Schritt war es, das enge Zusammenspiel zwischen der

Nebenniere und der Schilddrüse zu erkennen und auch die Einbindung der Geschlechtsdrüsen in diese Interaktion. Eine Funktionsstörung dieser Interaktion spielte eine wichtige Rolle bei der Entstehung von Krankheiten, und wenn es gelang, ihre Funktion wiederherzustellen, bildete das die Grundlage für Heilungsprozesse und bestimmte auch, ob und wie tiefgehend eine Gesundung eintrat.

Unsere Hormondrüsen verdienen mehr Beachtung

Hormondrüsen und ihre Funktion sind an allen krankhaften Prozessen beteiligt, und mitunter reicht die Behebung eines Hormondefizits aus, um einer Krankheit den Boden zu entziehen. Mangelnde Vitalität und mangelnde Abwehrkraft entstehen oft aus so einfachen Dingen wie einer gestörten Energiebildung in den Mitochondrien der Zellen, wofür die Schilddrüsenhormone mit ihrem Jodgehalt sorgen. Jede Körperzelle benötigt eine bestimmte Betriebstemperatur, damit alle Stoffwechselprozesse reibungslos ablaufen und die Strukturen und Organe des Körpers ihre Aufgaben erfüllen können. Die Arbeit der Hormondrüsen findet in engem Zusammenspiel mit dem Gehirn statt, das sich ja auch über Botenstoffe den Hormondrüsen mitteilt. Die Leistung des Gehirns, das Denken und Fühlen, ist wiederum davon abhängig, dass der Stoffwechsel der Hirnzellen intakt ist, die Durchblutung funktioniert, um Nährstoffe heranzubringen und abzuleiten, dass der Feuchtigkeitsgrad des Gewebes stimmt, der Salzgehalt und vieles mehr – nämlich alles, was ein Organ braucht, um seine Aufgaben wahrnehmen zu können.

Das Hormonsystem ist ein fein austariertes, komplexes System

All diese Vorgänge werden ganz fein von einem komplexen Hormonsystem geregelt, das dann, wenn es funktioniert, uns das Gefühl gibt, gesund zu sein. Wir sind belastungsfähig, weil die Nebenniere mit ihren Botenstoffen den Körper an verschiedenen Stellen auf Belastungen vorbereitet, diese meistern hilft und den Körper auch wieder in Ruhe- und Erholungssituationen zurückführt. Dieser Vorgang wird über das Vokabular von mehr als tausend Hormonen und Unterhormonen an verschiedenste Zellen kommuniziert, mit anderen Zellen abgestimmt und bei einem funktionierenden Hormonsystem so sanft und unmerklich austariert, dass man kaum wahrnimmt, welche umstürzenden, komplexen Regelungsvorgänge hier eigentlich stattfinden. Ist dieser Ablauf jedoch gestört, kann das quälende oder sogar fatale Folgen haben.

Krank machende Symptome werden oft nicht erkannt

Solche Situationen sind es, die bei uns eine große Anzahl von Beschwerden und Krankheiten hervorrufen, bei denen wir oft nur die Fehlfunktion des betroffenen Endorgans im Auge haben und behandeln wollen: Dann sprechen wir von Problemen wie »Nahrungsmittelunverträglichkeit« oder »Herzrhythmusstörung«, »Gastritis«, »Allergien«, »Schlafstörungen«, »Infektneigung« oder beschränken uns gar darauf, nur mehr Symptome zu beschreiben wie »Angst« oder »Schwindel«, »Sodbrennen« oder »Schmerz«. Die Therapie sieht in Folge oft so aus, dass wir bei hohem Blutdruck eine Pille einnehmen, die das Hochsteuern des Blutdrucks verhindert, die Hormondrüsen und die Botenstoffe, die für diese Blutdruckerhöhung verantwortlich sind, aber gar nicht mit einbezieht.

Wenn wir Sodbrennen haben, schlucken wir eine Pille, die die Säurebildung im Magen reduziert; doch dabei blenden wir die zahlreichen Hormone im Magen und Darm aus, die den Verdauungsvorgang steuern.
Die Bedeutung und Komplexität des Hormonsystems haben sich in den letzten Jahrzehnten erst nach und nach erschlossen, und der derzeitige medizinische Standard nimmt darauf kaum Rücksicht. Es ist auch wenig bekannt, welcher Schaden für unsere Hormondrüsen durch unsere Industriegesellschaft entsteht: Tausende Stoffe gelangen bei der Herstellung von Waren zum Einsatz und werden in die Umwelt abgegeben. Im Fall von Lebensmitteln werden diese direkt vom Körper aufgenommen; Trinkwasser und Atemluft sind davon durchsetzt. Die Folge: Es gibt heute fast keine Hormondrüsen mehr, die davon unbeeinträchtigt bleiben. Wenn ich die Schilddrüse eines Kindes im Ultraschall darstelle, kann ich davon ausgehen, dass ich dabei in etwa 90 Prozent der Fälle einen Normalbefund erhebe. Doch je größer die Anzahl der Jahre ist, die ein Mensch in unserer Weltregion gelebt hat, desto weniger Normalbefunde gibt es, und ab dem 30. Lebensjahr wird man nur mehr 10 Prozent der Schilddrüsen als völlig gesund bezeichnen können.
Es ist von der Genetik, der individuellen Schadstoffbelastung und auch vom Lebensstil abhängig, ob wir nun früher und heftiger oder doch eher später und nicht so stark merklich in einen Zustand geraten, bei dem wir den Eindruck haben, vor der Zeit alt geworden zu sein, uns alt zu fühlen – oder mit medizinischen Worten ausgedrückt: unsere Hormondrüsen so geschädigt zu haben, dass sie nun nicht mehr ausreichend arbeiten. Mit Diagnosen wie »Hashimoto-Thyreoiditis«, »Nebennierenschwäche« oder »Burn-out« versucht man, diese hormonelle Notsituation in ein Bild zu fassen, und wer solche schwerwiegenden Störungen des Hormonsystems erlebt hat, weiß, dass es mit einer Symptomtherapie und dem Schlucken einer Pille

nicht getan ist. Es ist eine Krise, aus der man mit konsequenter Arbeit an der Wiederherstellung der Gesundheit und der Funktion der Hormondrüsen herauswachsen kann, und dazu braucht man ein Heilkonzept. Dieses findet man dann in Praxen wie jener, die ich vor zwei Jahrzehnten gründete, als ich mich als Internist, Naturarzt und Homöopath niederließ.

Hormonelle Unterschiede zwischen Frauen und Männern

Schnell fiel mir auf, dass 95 Prozent meiner Patienten Frauen waren. Es dauerte eine Weile, bis ich begriff, dass die hormonellen Unterschiede zwischen Mann und Frau der Hauptgrund dafür waren. Das Hormonsystem einer Frau ist weit komplizierter und dadurch auch störanfälliger als das des Mannes, und Östrogene und Prolaktine fördern Entzündungsreaktionen im Körper, welche häufig vornehmlich die Schilddrüse erfassen und deren Funktion lahmlegen. Die Funktionsstörung der Schilddrüse als Leitdrüse des Körpers und die Reaktion der Nebenniere auf diesen Missstand rufen eine Fülle von Beschwerden hervor und begünstigen auch das Auftreten von weiteren Krankheiten. Das Bewusstsein, ein medizinisches Problem zu haben, ist bei Frauen dadurch erheblich größer als bei Männern, die insgesamt weit weniger Hormonstörungen haben – dafür allerdings eine größere Anzahl von Krankheiten, die lange unter der Wahrnehmungsschwelle und dadurch auch oft unbehandelt bleiben.
Der Geschlechterunterschied fällt im Schilddrüsenultraschall stark auf. Männer haben etwas größere, vom Gewebe her dichtere, stabilere Schilddrüsen, während sich bei Frauen die Schilddrüse schon von Anfang an als zart, weich, mit seidiger Struktur darstellt. In diesem Gewebe lässt sich von Jahr zu Jahr beobachten, wie die Einlagerung von Schadstoffen die Schild-

drüse verändert, wie Entzündungsschübe rundliche Auflockerungen erzeugen und manche Schilddrüsen sich dabei »knotig« vergrößern, während andere durch die Entzündung auch mal kleiner und narbiger werden und sich im Extremfall sogar ganz auflösen können.

Es ist bei der Nebenniere nicht viel anders. Bei Kindern kann man meist noch eine normale Struktur der beiden Nebennieren im Ultraschall erkennen, im Erwachsenenalter aber gibt es nur wenige Menschen, deren Nebennieren überhaupt noch groß genug sind, um mit dieser Untersuchungsmethode gesehen werden zu können. Der Stress und die Chemie zerstören das weiche, empfindsame Gewebe dieser wichtigsten Stressdrüsen.

Frauen erleben in der Mitte des Lebens mehr oder minder stark die sogenannten »Wechseljahre«, eine Funktionsstörung der Nebenniere bei Rückgang der Hormonproduktion in den Eierstöcken, die Beschwerden hervorruft, die es so nur in den Industriestaaten gibt. Bei genauerer Betrachtung erkennt man daran die fast hilflosen Versuche der Steuerdrüsen des Gehirns, die geschwächte Nebenniere noch zu Leistung anzuspornen in einer Zeit, in der die Geschlechtsdrüsen ihre Funktion mindern. Dieser Einbruch der hormonellen Tätigkeit vollzieht sich in den Hoden des Mannes weitaus langsamer und geringer, was die Nebenniere in der Mitte des Lebens weniger belastet.

So sind es vor allem Frauen, die von Schädigungen des Hormonsystems betroffen sind, und wenn sie in Arztpraxen die Beschwerden schildern, die dadurch entstanden sind, finden sie nur selten Verständnis oder Hilfe. Denn der Erkenntnissprung, den die Wissenschaft in den letzten Jahrzehnten hinsichtlich des Hormonsystems vollbrachte, hat dort nur sehr eingeschränkt Einzug gehalten. Wenn da bei einem Menschen im Labor ein normaler TSH-Wert ermittelt wird, gilt er als hormongesund. Weitere Bestimmungen von Hormonen sind hier schon Luxus. Stellt ihn die erteilte Auskunft nicht zufrieden, braucht er nach gängiger Lesart wohl ein Antidepressivum. Mit diesen Vorgehensweisen eingeschränkter Laborbestimmungen und Beurteilungen sowie einigen wenigen Pharmazeutika versucht man in der medizinischen Industrie, ein sehr vielschichtiges Problem wirtschaftlich verträglich in den Griff zu bekommen. Echte Hilfe oder gar Gesundung entsteht daraus aber kaum.

Was kann man für das eigene Hormonsystem selbst tun?

Was kann man tun, um seine Hormondrüsen zu aktivieren und miteinander zu harmonisieren? Zu Beginn meiner Arbeit haben Menschen mit Hormonproblemen in meiner Praxis bevorzugt Hormone bekommen, die nicht einzeln verabreicht wurden, sondern in einer in der gesunden Schilddrüse entstandenen biologischen Mischung, und nicht aus pharmazeutischer, sondern aus natürlicher Herkunft. Ich habe dann zunehmend Vitalstoffdefizite ausgeglichen, da sich damit in vielen Fällen das Funktionieren der Hormondrüsen verbessern lässt. Ich habe den Körper zu entgiften versucht, wo es Anzeichen einer Schadstoffeinlagerung gab, und die Aufmerksamkeit auf die Bedeutung einer schadstoffarmen, vitalstoffreichen, gut verdaulichen Ernährung gelenkt. Konnten Gifte ausgeschieden werden, wurde damit auch ein wichtiger Schritt zur Überwindung von Entzündungen der Hormondrüsen getan.
Dabei stieß ich aber immer wieder auf die Situation, dass die natürlichen Reparaturmechanismen blockiert waren: durch Verkrampfung der Muskulatur und Drosselung der Blutzufuhr. Durch eine Lymphabflussstörung. Durch Narben, die die Neubildung von Drüsenzellen behinderten. Es gab auch Untersuchungen, die zeigten, dass Entzündungsfaktoren wie Interleukine in einem entzündeten Gewebe durch Berührung

reduziert werden konnten, weshalb sich die drängende Frage stellte, welche Heileffekte durch Massagetechniken erzielt werden konnten.

Die Schilddrüsenmassage

Es war die Geburtsstunde der Schilddrüsenmassage, die nun seit eineinhalb Jahrzehnten an Tausenden Patientinnen und Patienten in meinen Zentren angewandt und von vielen auch selbstständig zu Hause ausgeübt wird: eine Form der Berührung, deren Technik man situationsbezogen festlegen, verfeinern und auf die Gewebssituation abstimmen kann.
Diese Massage der Schilddrüse wird bei vielen Menschen mit einer Massage der Nebennieren oder anderer Hormondrüsen verbunden, was nicht nur auf einer mechanischen Ebene Verbesserungen hervorruft, sondern auch eine energetische Wirkung hat. Und diese Wirkung kann verstärkt werden: mit Atemübungen, mit Klang, unter Nutzung der eigenen Stimme, aber auch durch Inhaltsstoffe in den Hilfsmitteln, die man für die Massagen verwendet, insbesondere den Ölen. Im Laufe der Jahre entstand die Vorstellung der Hormonzuwendung, ein Konzept zur individuellen Heilung und Harmonisierung des Hormonsystems. Dabei geht es darum, die ganz persönliche Situation zu berücksichtigen, in der sich ein Mensch befindet, der zur Hormongesundheit finden möchte, wofür wir den Begriff »Hormonie« geprägt haben: Harmonie im Hormonsystem.
Um dies zu erreichen, reicht bei der Analyse kein einfacher Arzttermin aus. Vielmehr benötigt man eine Struktur, bei der eine Therapeutin oder ein Therapeut zu Beginn die hormonelle Situation analysiert, aber auch schon die Möglichkeit bietet, die Wirkung einzelner Arzneien zu prüfen. So werden der Patientin oder dem Patienten Schritt für Schritt Mittel und

Methoden nahegebracht, um eine Hormonie-Erfahrung zu machen, die den Weg weist. Dabei müssen Fragen beantwortet werden wie: Um welche Hormondrüsen geht es bei Ihnen, wie sehen sie aus, wie funktionieren sie? Welche Körperstrukturen leiden besonders unter der hormonellen Dysbalance, und wie kann man dort bevorzugt ansetzen? Welche Heilmittel haben für Sie Bedeutung? Brauchen wir noch mehr Analyse, oder können wir schon dort mit der Behandlung beginnen, wo sich das Problem besonders deutlich zeigt?

Warum Sie dieses Buch lesen sollten

Dieses Buch soll Ihnen grundlegende Informationen vermitteln, Ihnen bereits einige Möglichkeiten der Zuwendung zeigen und Sie so in den Stand setzen, eine persönliche Hormonie-Erfahrung zu machen. Es sind Übungen, die Sie je nach Ihrer individuellen Situation auswählen und an sich anwenden können.

Darüber hinaus haben Sie die Möglichkeit, im Rahmen von Informationstagen, die zu den wichtigsten Hormonstörungen angeboten werden, vor Ort Ihr Wissen zu vertiefen, und werden dabei auch untersucht und beraten. Solche Informationstage gibt es von unserem Zentrum ausgehend unter https://hormonie.org im Angebot für Menschen mit den Diagnosen Hashimoto-Thyreoiditis, Morbus Basedow, Nebennierenschwäche und Schilddrüsenknoten. Wir veranstalten auch Tage der Hormonie-Erfahrung, bei denen über die Anwendung von Massagetechniken, von Düften, Klängen, durch Meditation und über die Einnahme verschiedener Arzneien gezielt und gebündelt Impulse für eine Harmonisierung des Hormonsystems erfolgen können.

Auf der Website https://hormonie.org finden Sie außerdem Kontaktdaten von Therapeutinnen und Therapeuten, die

Ihnen vor Ort bezüglich Befundanalyse, Beratung und Therapie zur Verfügung stehen.

Auf dem Weg zur Hormonie ist ein Buch wie dieses ein wichtiger Begleiter. Denn eines steht fest: Sie selbst spüren die Dysbalance im Hormonsystem am genauesten und können am besten überprüfen, welche Wirkungen Arzneien bei Ihnen auslösen und welche Heilmittel für Sie taugen. Sie erhalten hier aber auch das Rüstzeug für eine objektive Unterstützung der Selbstbeurteilung mit einer Temperaturmessung, Pulsdiagnostik und der Analyse von Beschwerdebögen, die Sie selbst durchführen können – nutzen Sie dazu den Bogen zur Selbstbeurteilung im Anhang auf Seite 170. Sie sind damit dafür vorbereitet, ergänzend Hilfen von auswärts anzufordern, sei es in der apparativen Diagnostik mit Ultraschall oder Laborwerten oder weil Sie ein Rezept für eine Arznei brauchen, aber auch, indem Sie verschiedene Massagetechniken oder Heilmittel an sich anwenden lassen.

Ich wünsche Ihnen auf dem Weg zur persönlichen Hormonie viel Erfolg!

Teil 1
Unsere Hormone und unser Hormonsystem

Welche Hormone gibt es eigentlich?

Alle Zellen unseres Körpers kommunizieren miteinander, beeinflussen sich gegenseitig in ihrer Tätigkeit, arbeiten gemeinsam darauf hin, dass wir alle in uns angelegten Fähigkeiten ausschöpfen können. Sie erlauben es, dass wir Höchstleistungen erbringen, und sorgen ebenso für Reparatur und Erholung. Unter diesen Zellen gibt es körperfremde Organismen, Viren, Bakterien, Pilze und Protozoen, die mit und in uns leben und unseren Körper mit ihren Botschaften stabilisieren, in seinen Funktionen ergänzen, ihn aber auch je nach Zusammensetzung dieser Organismen behindern und krank machen können. In dieser Vielstimmigkeit, in diesem drohenden Wirrwarr der Impulse bringen Hormondrüsen Ordnung. Ihre Zellen sind Superkommunikatoren, die Befehle des Gehirns, das ebenfalls Hormone ausschütten kann, umsetzen können und dabei jede Körperzelle erreichen.
Es gibt im Körper etwa 1000 Hormone, von denen nur etwa 100 bisher gut untersucht sind. Man kann diese Botenstoffe in vier große Gruppen einteilen.

Im Folgenden werden dann die einzelnen Hormongruppen etwas ausführlicher dargestellt, um aufzuzeigen, mit welch interessanten, hochkomplexen Strukturen wir es hier zu tun haben.

Die Einteilung der Hormone in vier Gruppen

- **Peptidhormone:** Steuerungshormone aus kleinen Eiweißen. Die drei großen Drüsen, die von ihnen reguliert werden, sind Schilddrüse, Nebenniere und Geschlechtsdrüsen. Diese scheiden daraufhin Botenstoffe aus.
- **Aminosäurenhormone:** jodhaltige Schilddrüsenhormone, genauer: Adrenalin, Noradrenalin, Dopamin, Serotonin
- **Steroidhormone der Nebennierenrinde und die Geschlechtshormone:** Diese sind für eine Vielzahl von Aufgaben zuständig, regulieren den Energiehaushalt und den Stoffwechsel, Wachstum und Entwicklung sowie Sexualität und Fortpflanzung, geistige Aktivität, Emotionalität und vieles andere mehr.
- **Eicosanoide, die aus der Arachidonsäure entstehen:** Sie dienen der Kommunikation von verschiedensten Zellen vor Ort untereinander und in die nähere Umgebung, können aber auch Fernwirkung entfalten. Sie werden von allen Zellen des Körpers gebildet und dienen vor allem der Regulation von Schmerz und Entzündungsreaktionen, der Blutgerinnung, des Blutdrucks und anderem.

Die Peptidhormone

In dieser Gruppe finden wir vor allem Steuerhormone, mit denen das Gehirn unsere Hormondrüsen anleitet, ihre Arbeit zu tun und auf die Anforderungen des Umfelds zu reagieren – uns also zu ermöglichen, unser Leben ausgeglichen und in innerer Stärke zu leben. Auch unsere Verdauung wird mit Peptidhormonen fein reguliert, und das weit akribischer, als das bei einfacheren Lebensformen der Fall ist, sodass wir stärker von Appetit gesteuert werden, unser Essverhalten davon beeinflusst wird, unser Magen, Darm und die Verdauungsdrüsen mit verschiedensten Mengen und Arten von Nahrung zurechtkommen und wir aus verschiedenen Quellen einen ausgeglichenen Energiestoffwechsel erhalten können.
Auch ein Großteil unserer Glückshormone sind Peptide – sie verfeinern und differenzieren unsere Emotionalität. Während die Aminosäurenhormone die Basis der Gefühlswelt bestreiten, uns zwischen Freude und Niedergeschlagenheit, Euphorie und Depression schwanken lassen, vermitteln die Peptide verschiedenste Formen von Lust und Unlust, Motivation, Zufriedenheit, Aufgehobensein, Erfüllung.
Die Peptidhormone sind in der Entwicklung des Lebens am spätesten entstanden und somit ein Ausdruck hochdifferenzierten Lebens und Erlebens. Ein Beispiel: Ein Großteil der Tiere kennt keine Paarbeziehung und kein Brutverhalten, da sie kein Oxytocin und kein Prolaktin bilden, jene Hormone, die für die Milchbildung einer Mutter verantwortlich sind. Diese existieren in der Tierwelt erst bei den Wirbeltieren, die dadurch ein Brutpflegeverhalten entwickeln, das heißt, Mutter- oder Vatertiere kümmern sich um ihre Nachkommen und sorgen sich um deren Überleben.
Bei Vögeln führt ein Prolaktinanstieg dann dazu, dass sie für ihre Brut Nahrung heranschaffen und den Schnäbeln der Küken präsentieren. Bei Säugetieren hat sich dieses allgemeine

Prinzip weiter ausdifferenziert. Hier führt Prolaktin dazu, dass ihnen eine Brustdrüse wächst, in der Milch entsteht, und Oxytocin lässt in diese Gänge Milch einschießen, sodass das Baby durch Saugen an der Drüse ernährt werden kann. Die Hormonflüsse gehen in ihrer Wirkung aber viel weiter, durchsaften Geist und Gemüt. Sie bewirken, dass die Mutter ihr Kind liebt, dass sie um es bemüht ist, erhöhen das Gefühl der Zufriedenheit und des Aufgehobenseins. Zu den Peptidhormonen gehören die ersten 44 Hormone der insgesamt etwa 100 bereits erforschten Hormone.

Bekannte Peptidhormone

- Gonadotropin-releasing Hormon (GnRH)
- Thyreotropin-releasing Hormon (TRH)
- Growthhormone-releasing Hormon (GH-RH)
- Corticotropin-releasing Hormon (CRH)
- Somatostatin
- Agouti-ähnliches Peptid (AgRP)
- Neuropeptid Y (NPY)
- Leptin
- Ghrelin
- Follitropin (FSH)
- Luteotropin (LH)
- Thyreoidea-stimulierendes Hormon (TSH)
- Adrenocorticotropes Hormon (ACTH)
- Somatropin (GH)
- Prolaktin
- Melanozyten-stimulierendes Hormon (MSH)
- Galanin

Bekannte Peptidhormone

- Kisspeptin
- Antidiuretisches Hormon (ADH)
- Oxytocin
- Calcitonin
- Parathormon (PTH)
- Atriales natriuretisches Peptid (ANP)
- Insulin
- Glucagon
- Pankreatisches Hormon
- Cholecystokinin (CCK)
- Sekretin
- Gastrin
- Vasoaktives intestinales Peptin (VIP)
- Somatomedin
- Inhibin
- Activin
- Humanes Choriongonadotropin (HCG)
- Met-Enkephalin
- Leu-Enkephalin
- α-Endorphin
- β-Endorphin
- γ-Endorphin
- Dynorphin A
- Dynorphin B
- α-Neoendorphin
- β-Neoendorphin
- Big Dynorphin

Die Aminosäurenhormone

Diese Gruppe umfasst die große Gruppe der Schilddrüsenhormone und der Botenstoffe des Gehirns, des Nebennierenmarks und der Nervenzellen des Darms sowie das Epiphysenhormon Melatonin.

Ihnen allen gemeinsam ist, dass sie nur gering abgewandelte Aminosäuren sind und damit sehr nahe den Grundbaustoffen des Körpers, die vor allem für die Eiweißbildung gebraucht werden. Sie sind entwicklungsgeschichtlich die ältesten Hormone und ähneln den Botenstoffen und Wachstumsfaktoren, die den Pflanzen als Hormone dienen.

In manchen Bereichen gibt es hier Überschneidungen. Viele Pflanzen bilden Aminosäurenhormone wie Melatonin, Progesteron oder Serotonin für ihre Zwecke, die allerdings in der Wirkung anders ausfallen als bei uns. Viele tierische Einzeller bilden diese Hormone oder ähnliche Varianten davon, und wenn man die Entwicklung des Tierreichs verfolgt, stellt man fest, dass ein Großteil der Tierwelt, also auch Insekten, Spinnen, Würmer, Weichtiere und Krebse, die schon vor 500 Millionen Jahren entstanden, Nervenzellen aufweisen, die von Flüssen von Dopamin, Noradrenalin und Serotonin regiert werden. All diese Tiere kennen entsprechend euphorische, ausgeglichene oder depressive Stimmungslagen.

Dass Aminosäurenhormone allerdings an Jod gekoppelt werden und dieses an verschiedenen Stellen des Hormons präsentiert wird, ist eine neuere Entwicklung in der Entstehung der Tierwelt und des Menschen. Diese Geschichte beginnt erst mit den Wirbeltieren, bei denen Chordatiere und frühe Formen von Fischen noch eine winzige Schilddrüse mit minimaler Leistung haben, bevor dann nach und nach die Größe immer mehr zunimmt, bis die Schilddrüse bei den Säugetieren und beim Menschen eine zentrale, dominante und leitende Funktion im Orchester der Hormondrüsen hat.

Die Aminosäurenhormone regeln Aktivität: Die Schilddrüsenhormone sind vor allem dafür verantwortlich, andere Körperzellen zur Aktivität anzuregen, während die anderen Hormone Botenstoffe für die Aktivität von Nervenzellen sind: im Gehirn, in den Nervenzellen des Bauchraums, die man auch »Bauchhirn« nennt, und mit der Bildung von Melatonin, die Erhaltung des großen Biorhythmus des Wachens und Schlafens, des Wechsels zwischen Aktivität und Ruhe. Auf der folgenden Seite sind sie aufgelistet.

Bekannte Aminosäurenhormone

- Adrenalin
- Noradrenalin
- Dopamin
- Serotonin
- Melatonin
- Thyroxin (T_4)
- Triiodthyronin (T_3)
- Reverse Triiodthyronin
- 3,3-Diiodthyronin I
- 3,5-Diiodthyronin II
- Diiodthyronin III
- Monoiodthyronin I
- Monoiodthyronin II
- Tetraiodthyronamin
- Triiodthyronamin
- Diiodthyronamin
- Monoiodthyronamin
- Thyronamin
- Tetraiodthyroacetat
- Triiodthyroacetat
- Diiodthyroacetat
- Monoiodthyroacetat
- Diiodtyrosin
- Monoiodtyrosin

Die Steroidhormone

Sie werden lebenslang von der Nebennierenrinde gebildet und haben drei große Aufgabenbereiche: die Regulation des Salz- und Wasserhaushalts und damit des Blutdrucks, die Aktivierung des Körpers bei Belastungssituationen, um ihn leistungsfähiger und widerstandsfähiger zu machen, und die Ausbildung der Sexualität und Fruchtbarkeit, um sich fortzupflanzen. Letzteres ist nur für den Zeitabschnitt vom frühen bis ins mittlere Erwachsenenalter vorgesehen. In diesem Fenster der Fortpflanzungsperiode zwischen Pubertät und Menopause wird die Produktion der Geschlechtshormone teilweise an die Geschlechtsdrüsen ausgelagert, da hier dem Bedarf angepasst deutlich größere Mengen an Östrogenen, Gestagenen und Androgenen gebildet werden als in den übrigen Lebenszeiten.

Geschlechtshormone und Nebennierenhormone kann man nicht wirklich voneinander trennen; in geringen Mengen kommen sie bei allen Menschen jeden Alters vor, werden alle vermehrt bei Stress ausgeschüttet, regulieren alle mehr oder weniger stark den Salz-Wasser-Haushalt und damit den Blutdruck, sind alle eingebunden in die Regulation von Entzündungsprozessen und vieles andere mehr. Manche Hormone sind Vorstufen anderer Hormone, unterstützen deren Wirkung oder blockieren sie, und können auch wieder bei guter Nebennierenfunktion in ihre Vorstufen zurückverwandelt werden. Manche Hormone wirken als Gegenspieler anderer Nebennierenhormone und können deren Wirkung auch abschwächen. Stresssituationen lassen die Spiegel mancher Hormone ansteigen und anderer zurückgehen. Die Bildung ist aber auch stark von Biorhythmen abhängig, und das ist nirgends eindrucksvoller als bei den Geschlechtshormonen der Frau.

Im fruchtbaren Alter werden deutlich mehr Geschlechtshormone gebildet, und das auf viele Jahre hinweg. Bei der Frau ist das ein differenzierter Vorgang, der an den Mondzyklus gekop-

Bekannte Steroidhormone

- Cortisol
- Cortison
- Corticosteron
- Aldosteron
- Desoxycorticosteron
- Progesteron
- Pregnenolon
- 17-OH-Progesteron
- 11-Desoxycortisol
- Estradiol
- Estriol
- Estron
- Estetrol
- Testosteron
- Dihydrotestosteron (DHT)
- Androsteron
- Androstendion
- Androstendiol
- Androstanol
- Dehydroepiandrosteron (DHEA)

pelt ist. In der ersten Monatshälfte treten Östrogene in den Vordergrund. Sie lassen eine Frau weiblich aussehen, sind für die Ausbildung und Erhaltung von Geschlechtsmerkmalen verantwortlich, erzeugen Sinnlichkeit und machen fruchtbar. In der zweiten Monatshälfte ist die Bildung von Progesteron verstärkt, das die Gebärmutterschleimhaut verdickt, sodass sich überhaupt eine befruchtete Eizelle in der Gebärmutterschleimhaut einnisten kann.

Tritt eine Schwangerschaft ein, geht die Produktion von Östrogenen stark zurück, und die Bildung von Progesteron im neu entstandenen großen Gelbkörper explodiert für die Dauer der Schwangerschaft, um diese auch zu erhalten. Bei der Geburt fällt der Progesteronspiegel stark ab, zieht sich auf die geringen Mengen zurück, die in der zweiten Monatshälfte Bedeutung haben, und die Östrogene treten in den ersten beiden Wochen wieder in ihr Recht ein.

Die Eicosanoide

Sie werden aus ungesättigten Fettsäuren, die mit der Nahrung aufgenommen werden, gebildet und dienen der Kommunikation der Zellen mit ihrer unmittelbaren Umgebung. Sie können von allen Körperzellen gebildet werden.

Bei einer Verletzung sind Eicosanoide bei allen Reparaturmechanismen beteiligt, steuern die Entzündungsreaktion. Hier muss vor Ort intensiv gearbeitet werden, und die Eicosanoide tragen dazu bei, dass Zellen untereinander »reden« können, sich Aufgaben teilen können, Absprachen treffen. Es ist ein demokratisches Vokabular für Notsituationen, und diese Signale können vom Lokalen ausgehend bis in entfernte Regionen des Körpers reichen. Daher sollte man auch hier von Hormonen sprechen, denn es handelt sich um komplizierte Regulationsmechanismen. Allergische und andere Unverträglichkeitsreaktionen können sich im ganzen Körper niederschlagen – deshalb müssen sie auch im ganzen Körper bekämpft werden, und dabei können und müssen mitunter alle Zellen an einem Strang ziehen.

Größere Mengen von Eicosanoiden werden in Gehirn, Lunge, Bauchspeicheldrüse und Nieren gebildet. Sie sind auch stark an der Regulation der Durchblutung, des Blutdrucks, der Blutgerinnung beteiligt. Da der Körper selbst nur sehr begrenzt mehrfach ungesättigte Fettsäuren herstellen kann, hat die Ernährung eine große Bedeutung für die Versorgung mit diesen lebenswichtigen Botenstoffen.

Bekannte Eicosanoide

- Prostaglandin A1
- Prostaglandin E1
- Prostaglandin D2
- Prostaglandin E2
- Prostaglandin F2α
- Prostaglandin F2β
- Prostaglandin G2
- Prostaglandin H2
- Prostacyclin
- Prostaglandin E3
- Leukotrien A4
- Leukotrien B4
- Leukotrien C4
- Leukotrien D4
- Leukotrien E4
- Thromboxan A2

Aufbau und Funktion des Hormonsystems im Überblick

Jede Körperzelle kann kommunizieren und deshalb prinzipiell Hormone bilden. Manche Körperzellen haben sich aber auf die Bildung großer Mengen an ganz spezifischen Hormonen spezialisiert und beschäftigen sich ausschließlich damit, über Hormonbildung Wirkungen auf andere Körperzellen auszuüben. Sie tun das im Verbund mit Milliarden anderen gleich gearteten Zellen, mit denen sie sich an eigenen Orten zusammenfinden: den sogenannten Hormondrüsen. Es sind besondere Drüsen, die keine Säfte bilden, die sich in Ausführungsgänge ergießen, sondern direkt in das Blut, das Transportsystem für Hormone.
Von den Hormondrüsen gibt es in unserem Körper acht Stück, und an der Größe einzelner Hormondrüsen können wir auch schon ihre Bedeutung für den Körper ablesen.

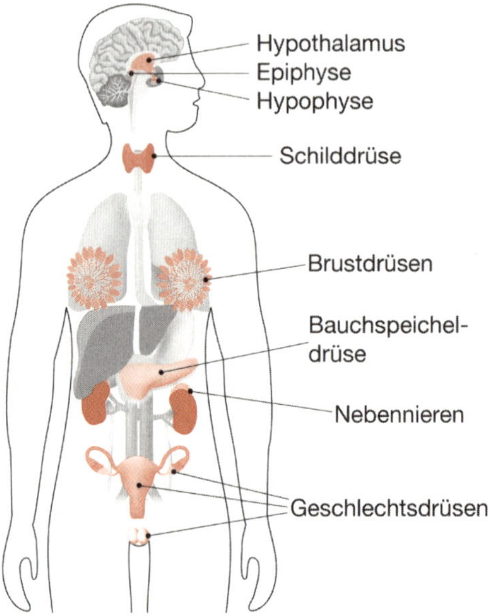

Die Hormondrüsen im Überblick

Die Epiphyse, der Hypothalamus und die Hypophyse – alles beginnt im Kopf

Diese drei Drüsen nennt man auch die **Steuerdrüsen** des Körpers. Sie liegen im Zwischenhirn etwa auf gleicher Höhe.
Oben hinten befindet sich die Epiphyse, die Melatonin produziert, jenes Hormon, das wir zum Einschlafen brauchen. In der Mitte liegt der Hypothalamus (Hirnanhangdrüse), der direkt mit der vor und etwas unter ihm befindlichen Hypophyse kommuniziert. Der Hypothalamus ist das wichtigste Steuerzentrum des vegetativen Nervensystems und unsere Hormon-Schaltzentrale. Selbst geringste Störungen dieses relativ kleinen, äußerst bedeutsamen Zwischenhirnareals wirken sich auf die Lebensfähigkeit des Individuums aus. Der Hypothalamus steuert die Hormonabgabe und produziert selbst Hormone. In den Hinterlappen der Hypophyse schickt er Prolaktin und Oxytocin, und ihren Vorderlappen stimuliert und bremst er mit der Bildung mehrerer Releasing-Faktoren. Steuerhormone des Hypothalamus werden auch als »Releasing-Faktoren« bezeichnet, weil sie die Ausschüttung anderer Steuerhormone in der Hypophyse bewirken.
Die Hypophyse bildet Steuerhormone für die wichtigsten Hormondrüsen: die Schilddrüse, die Nebenniere und die Geschlechtsdrüsen.

Die Schilddrüse, die Nebenniere und die Geschlechtsdrüsen – starkes Team für Vitalität und Stressresistenz

Für diese Drüsen hat man den Begriff der **Effektordrüsen** kreiert, denn sie bilden eine große Anzahl und Menge an Hormonen, die überall im Körper ihre Wirkung entfalten. Die Schilddrüse kommuniziert vorwiegend über jodhaltige Hormone und reguliert dabei unseren Energiestoffwechsel. Gemeinsam mit der Nebenschilddrüse hat sie auch eine zentrale Stellung in der Regulation von Kalzium und Phosphor im Körper. Die Nebenniere bildet eine große Anzahl von Hormonen, die uns auf Belastungen vorbereiten und uns helfen, damit umzugehen, insbesondere Cortisol. Die Geschlechtsdrüsen Eierstock beziehungsweise Hoden verwandeln uns in Frau beziehungsweise Mann, sorgen für Sinnlichkeit und bewirken, dass wir uns fortpflanzen und Leben schaffen können. Auch diese drei Drüsen arbeiten in enger Abstimmung miteinander, und wenn die Funktion einer Drüse geändert wird, ruft das eine Veränderung in der Funktion der anderen Drüsen hervor.

Die Bauchspeicheldrüse und die weibliche Brustdrüse – Schaltstellen der Hormonie-Erfahrung

Die Bauchspeicheldrüse steht im Zentrum des Verdauungsvorgangs, der engmaschig von zahlreichen Hormonen geregelt wird, die mikroskopisch klein im Darm sitzen. Die Bauchspeicheldrüse befindet sich im Oberbauch unter der Leber in unmittelbarer Umgebung der Wirbelsäule hinter der Bauchhöhle. Sie besteht zu einem Großteil aus dem sogenannten exokrinen Anteil, einem Drüsengewebe, das Enzyme zur Aufspaltung von Kohlenhydraten und Fetten in den Dünndarm ergießt. Für das Auge sichtbar sind im Schwanzteil Zellen des sogenannten Inselzellapparats, der Insulin bildet, ein Hormon, mit dem Glucose, ein wichtiger Energieträger, in die Zellen des Körpers gelangen kann.

Die Brustdrüse einer Frau, die ein Kind geboren hat, kann dieses mit Muttermilch ernähren. Es ist eine exokrine Drüse, die ihr Sekret nach außen abgibt. Darüber hinausgehend ist die Brustdrüse aber eng in das Hormonsystem eingebunden. Sie kann bei Berührung im Hypothalamus und in Eierstock und

Nebenniere Hormonflüsse auslösen und wird dadurch bei Frauen zu einer Schaltstelle der Hormonie-Erfahrung. Mit einer regelmäßigen Brustmassage gelingt es vielen Frauen, eine Nebennierenschwäche zu beheben – ein entscheidender Faktor für die Wiederherstellung des Hormonsystems. Bei Männern ist diese Option nicht ganz so gut nutzbar, da die Brustdrüse weniger in das Hormonsystem eingebunden ist und erst geweckt werden muss. Als zusätzliche Option steht hier die Prostata zur Verfügung. Diese ist bei Frauen zur Skene-Drüse geschrumpft, die kurz vor dem Ende der Harnröhre sitzt und beim Orgasmus ein dünnflüssiges Sekret absondert. Beim Mann hingegen ist die Prostata ein großes, bedeutsames Organ, über dessen Stimulation vergleichbare Flüsse von Geschlechtshormonen ausgelöst werden und die Hypothalamus-Funktion beeinflusst werden kann.

Unsere acht Hormondrüsen im Einzelnen

Die Epiphyse

Die Epiphyse, bekannt auch als Zirbeldrüse, reguliert unseren Schlaf und sorgt dadurch für die Möglichkeit, die anderen Hormondrüsen im Schlaf aufzutanken. Sie bildet während der Nachtstunden aus Serotonin Melatonin, um das Einschlafen herbeizuführen und auch, um es zu erhalten. Sie hilft uns, vom Tagesrhythmus in die Ruheperiode zu kommen, in der wir unsere Kraft erneuern können. Dadurch wird sie zur Beschützerin des Hormonsystems, das sich im Schutze der Nacht regeneriert.

Melatonin fördert in der Tiefschlafphase die Bildung des Wachstumshormons, das einen wichtigen Anteil an unserer Vitalität und Jugendlichkeit hat. Dafür geht bei einer gesteigerten Melatoninausschüttung die Bildung von Geschlechtshormonen zurück. Bei vielen Menschen beginnt die Epiphyse in der Mitte des Lebens durch einen Entzündungsprozess zu verkalken, wodurch Einschlafstörungen und Durchschlafstörungen entstehen können und sich häufig die Notwendigkeit ergibt, Melatonin über die Nahrung oder als Tablette zuzuführen. Melatonin ist das stärkste Antioxidans des Körpers und wirkt entzündungshemmend.

Der Hypothalamus

Diese Gehirnregion hat sich auf die Ausscheidung von Steuerhormonen, des antidiuretischen Hormons, von Oxytocin und von Endorphinen spezialisiert. Sie achtet darauf, dass jene Aufgaben wahrgenommen werden, die für das Leben Bedeutung haben. Diese kann man unter dem Sammelbegriff Homöostase zusammenfassen. Wenn wir zu wenig schlafen, wenn wir auszutrocknen oder zu verhungern oder zu erfrieren drohen, wenn der Blutdruck zu niedrig wird, um Energieträger an die Zellen zu befördern, wenn Belastungen von außen den Körper überfordern und er zu überhitzen droht, oder bei Schmerz und Verletzungen: In all diesen Situationen schickt der Hypothalamus Signale an die Hypophyse mit dem Wunsch, der Schilddrüse, den Nebennieren oder den Geschlechtsdrüsen Aufträge zu erteilen, durch Hormonbildung Aktionen herbeizuführen, um bestimmte Körperregionen zu stimulieren.

Zu diesen Aufgaben gehört nebenbei auch etwas, das wir heute eher nicht mit der gleichen Priorität einzuschätzen gewohnt sind: Sexuell aktiv zu sein, dabei ein Kind zu zeugen oder zu empfangen, es auszutragen und zu gebären und sich in der ersten kritischen Zeit, in der es noch nicht fähig ist, sich allein im Leben durchzusetzen, um es zu kümmern. Eine gute Funktion des Hypothalamus erkennt man daran, dass Menschen ihr Maß finden können, ihre Bedürfnisse wahrnehmen und respektieren, und bewusst leben.

Die Hypophyse

Diese tropfenförmige Drüse hängt dem Hypothalamus auf der Unterseite an und ist fest in den knöchernen Schutz der Schädelbasis eingelagert. Sie erhält in ihrem hinteren Teil über eine Ausstülpung des Hypothalamus das Glückshormon Oxytocin und das die Wasserausscheidung regulierende antidiuretische Hormon (ADH) und ist auf dieser Ebene als Teil des Hypothalamus anzusehen. In ihrem Vorderlappen ist sie andererseits etwas wie das Ventil der Steuerungsimpulse, die vom Hypothalamus ausgehen. Sie bildet Hormone als Antwort auf Hormone, die der Hypothalamus ausgeschüttet hat, doch die Menge, die dabei entsteht, kann unterschiedlich groß sein. So kann die Hypophyse zum Lautsprecher werden oder auch Informationen herabregeln oder sogar stoppen.

Das wichtigste Eigenhormon der Hypophyse – es bildet etwa 10 Prozent des Trockengewichtes – ist Somatropin, jenes Wachstumshormon, das in großen Mengen entsteht, wenn wir tief und erholsam schlafen. Es wird von Kindern und Jugendlichen gebraucht, um gut wachsen zu können, und die Körpergröße als Erwachsener ist ein nützlicher Gradmesser für die Leistungsfähigkeit der Hypophyse in Bezug auf die Bildung von Wachstumshormon.

Somatropin erhöht die Muskelmasse und die Stärke unserer Knochen und reduziert die Körperfettmasse. Es wird bei körperlichem oder seelischem Stress ausgeschüttet, um unseren Körper in die Lage zu versetzen, damit besser zurechtzukommen. Ein Mangel an Somatropin resultiert in einer erhöhten Neigung zu Gefäßkrankheiten, in verringerter Lebensqualität und verminderter Lebenserwartung.

Eine wichtige weitere Funktion der Hypophyse ist die Bildung von Prolaktin. Dieses Hormon ist bekannt als jenes, das kurz nach der Geburt die Bildung von Muttermilch fördert, damit ein Kind gestillt werden kann, doch auch außerhalb der Stillzeit und auch beim Mann erfüllt dieses Hormon eine wichtige Rolle bei der Steuerung des Gefühlslebens. Mit der Bildung von Prolaktin geht der Geschlechtstrieb zurück, treten andere emotionale Faktoren stärker in den Vordergrund, kann eine Beziehung außerhalb der sinnlichen Ebene verfestigt und nachhaltig werden. Eine gute Bildung von Prolaktin, gepaart mit einer häufigen Ausschüttung des Kuschelhormons Oxytocin, ist das Geheimnis der meisten lang anhaltenden Beziehungen.

Die Schilddrüse

Die Schilddrüse ist mit 30 ml Durchschnittsvolumen die weitaus größte Hormondrüse des menschlichen Körpers und dient der Nebenniere und den Geschlechtsdrüsen auch als Leitdrüse. Dafür stehen ihr als Vokabular etwa 30 jodhaltige Hormone zur Verfügung, die situativ angepasst an die Bedürfnisse im Verbund miteinander ausgeschieden und wirksam werden. Die Schilddrüse kann je nach Bedarf den Energiestoffwechsel des Körpers anheben, ihn unterhalten oder ihn senken und seine Aktivität steigern oder drosseln. Sie entscheidet, wie wir uns fühlen, ob wir Kraft haben, wach sind, positiv gestimmt. Eine gute Versorgung mit Schilddrüsenhormonen bestimmt, ob unsere Organe funktionieren. Ist die Funktion gestört, sinkt unsere Körpertemperatur, und wir haben ein erhöhtes Kältegefühl.

Über die Stimulierung oder Herabregelung von Nebenniere und Geschlechtsdrüsen ist die Schilddrüse auch stark an der Stressbewältigung, an der Sinnlichkeit eines Menschen, seinen Emotionen, seiner Fruchtbarkeit beteiligt.

Die Schilddrüse regelt auch den Kalzium-Phosphat-Stoffwechsel mit und sorgt dafür, dass unser Körper Kalzium aufnehmen, verwerten und zur Stabilisierung von Körperstrukturen einsetzen kann. Auch von dieser Seite gibt es eine starke Auswirkung im Gefühlsbereich: Über einen funktionierenden Kalzium-Phosphat-Stoffwechsel fühle ich mich sicher und aufgehoben, während eine Störung nach einer Seite hin Schwäche und Erschöpfbarkeit und zur anderen Seite Angst- und Panikstörungen zur Folge haben kann.

Die Schilddrüse ist am häufigsten von entzündlichen Veränderungen durch einen Autoimmunprozess oder eine Infektion betroffen und entwickelt unter Entzündungsschüben eine Reduktion der Dichte des Gewebes. Vernarbungen stabilisieren diese Bereiche, und dabei entstehen rundliche Gebilde, die an

Knoten erinnern, zum überwiegenden Teil aber Dichteminderungen, also Auflockerungen des Gewebes darstellen. Im Laufe von Jahren kommt es bei vielen Menschen dabei zu einer Verkleinerung der Schilddrüse. Die Entzündungsschübe greifen auch im Regelfall über die Grenzen der Schilddrüse hinaus und erfassen die umliegenden Muskeln, die mit der Schilddrüse verkleben. Jede Bewegung des Kopfes kann dann die Schilddrüse dehnen und an ihr zerren, was oft mit der Bildung fester Narbenstrukturen beantwortet wird, die die Schilddrüse stabilisieren sollen. Wieder entstehen dabei in der Schilddrüse Verfestigungen, die sich auch vorne in der Halskontur vorwölben können. Diese durch Entzündung entstehenden Veränderungen kommen bei einem Großteil der Menschen in mehr oder minder starker Ausprägung vor und können die Syntheseleistung der Schilddrüse letztendlich so stark reduzieren, dass ein Hormonsubstitutionsbedarf entsteht.

Die Nebennieren

Dieses paarige, etwa mandelgroße Organ ist hauptsächlich für die Stressabwehr gedacht. Es tritt in Aktion bei erhöhter Aktivität geistiger, seelischer oder körperlicher Art, bei Mehrbelastung, vor allem wenn diese länger andauert, mobilisiert die Kräfte bei Bedrohungen und Gefahren und gleicht seelische Verletzungen aus.

Die Nebenniere besteht aus einer Rinde und einem Mark. Die Rinde teilt sich in drei Schichten auf: Außen werden Mineralcorticoide gebildet, die vor allem der Blutdruck- und Wasserregulation des Körpers dienen. Hier wird die Nebenniere zum Steuerorgan, zum »Gehirn« der Niere, der sie ja oben wie ein Kopf aufsitzt. In der mittleren Schicht der Rinde entstehen Glucocorticoide, vor allem das bei jeder Form der Belastung regulierende Cortisol. In der inneren Schicht entstehen bei Mann

und Frau Geschlechtshormone, die in der Kindheit und bei der Frau in den späten Jahren die Grundausstattung des Körpers mit diesen Hormonen bereithalten. Das Nebennierenmark ist eine Verbindungsstelle zum Nervengewebe und produziert Adrenalin, Noradrenalin und Dopamin, die auch als Botenstoffe des Gehirns fungieren und für alle geistig-seelischen Phänomene verantwortlich sind, bei denen Stressreaktionen auftreten.
Die Nebennieren sind in der Jugend bohnengroß, verkleinern sich aber mit den Jahren meist deutlich und sind im hohen Alter mitunter kaum mehr auffindbar. Dieser Rückgang an Gewebe, den wir im gesamten Hormonsystem beobachten, findet am drastischsten in den Nebennieren statt und ist die Folge verschiedener schädlicher Einflüsse. Die häufigsten sind wie bei der Schilddrüse Entzündung durch einen Autoimmunprozess und Infektionen.

Die Geschlechtsdrüsen

Der Eierstock der Frau und der Hoden des Mannes sind im Prinzip dieselben Organe, die sich damit beschäftigen, Samen beziehungsweise Eizellen zu bilden, also Zellen mit der halben Erbmasse, die durch Verschmelzung miteinander neues Leben schaffen können.
Eierstock wie Hoden produzieren zum Großteil dieselben Geschlechtshormone: Androgene wie Testosteron, Androstendion, Androsteron, Androstendiol, Dehydroepiandrosteron (DHEA) und weibliche Geschlechtshormone wie Östradiol, Östriol, Östron, Pregnandiol, Pregnenolon und Progesteron. Der Unterschied zwischen den Geschlechtern entsteht aus den verschiedenen Mengen der einzelnen Hormone, die dabei gebildet werden: Der Mann synthetisiert mehr Testosteron und wandelt dieses zusätzlich noch in das weit wirksamere und

noch stärker vermännlichende Dihydrotestosteron um. Die Frau hat einen weitaus höheren Östrogenspiegel und fährt in der ersten Zyklushälfte die Östradiol-Produktion stark hoch, um den Eisprung auszulösen. Sie bildet in der zweiten Zyklushälfte auch einen Gelbkörper, der größere Mengen an Gestagenen entstehen lässt: Pregnandiol, Pregnenolon und Progesteron. Besonders Progesteron würde beim Eintreten einer Schwangerschaft noch weit höhere Spiegel erreichen.

Die Bauchspeicheldrüse

Die Bauchspeicheldrüse produziert täglich etwa 1,5 Liter Verdauungssaft, den sie in den Dünndarm entleert. In diesem finden sich Enzyme, die Kohlenhydrate und Fett aufspalten. Im Schwanzteil, dem sogenannten Inselzellapparat, ist sie hormonell aktiv und bildet dort viele verschiedene Hormone.

Gut erforscht sind Insulin und Glucagon, die den wohl wichtigsten Energieträger des Körpers, die Glucose, regulieren. Eine große Bedeutung hat auch Somatostatin. Es ist ein wichtiger Regulator im Hormon- und Nervensystem und entsteht während des Verdauungsprozesses, um diesen abzuschließen. Somatostatin wirkt auf die Hypophyse zurück und bremst dort die Bildung von Wachstumshormon. Es findet seinen Gegenspieler in Ghrelin, das in Stressphasen mit Schlafmangel die Nahrungsaufnahme fördert und dabei auch die Bildung von Wachstumshormon fördert.

Unter den zahlreichen anderen Hormonen der Bauchspeicheldrüse, die in den Verdauungsprozess eingebunden sind, gibt es manche, deren Wirkung darüber hinausgeht: Dabei nehmen sie Aufgaben wahr, die sonst eher im Gehirn stattfinden und von dessen Steuerdrüsen ausgeführt werden. Hier wird die Bauchspeicheldrüse zu einem kleinen Bauchhirn, das beispielsweise Cocaine- and Amphetamine-Regulated Transcript

(CART) bildet, ein Hormon, das wie eine körpereigene stimulierende Droge wirkt in einer Weise, wie wir es sonst nur von Amphetaminen oder Kokain kennen. Es macht wach, aktiv, euphorisch, reduziert den Appetit. Die Bauchspeicheldrüse bildet auch in kleinen Mengen Thyreotropin (TRH), ein Steuerhormon des Hypothalamus, das über Vermittlung der Hypophyse die Bildung von Schilddrüsenhormonen anregt.

Die Brustdrüse

Die Größe und Form der Brustdrüse wird stark hormonell geregelt. Regelmäßige und starke Flüsse an Östrogenen vergrößern die Brust und geben ihr Spannkraft. Progesteron wirkt hier als Gegenspieler und gleicht die Gewebsspannung aus.
Die Berührung der weiblichen Brust stimuliert den Hypothalamus, der daraufhin Oxytocin ausschüttet, und aktiviert die Hypophyse, die Prolaktin bildet und damit den Dopaminspiegel im Gehirn senkt. So wird die Brustdrüse zum Impulsgeber für die zwei wichtigsten Steuerdrüsen. Eine Brustmassage kann diese Wirkungen bewusst auslösen, und das Resultat zeigt sich vor allem im geistig-seelischen Bereich. Prolaktin erhöht die Stressresistenz, Oxytocin verleiht des Gefühl der Zufriedenheit.
Die Stimulierung der Brustdrüse reduziert die Bildung der Steuerhormone FSH und LH in der Hypophyse. Diese sind bei Frauen in den Wechseljahren oft zu stark erhöht und lösen dabei Beschwerden wie Hitzewallungen und Schweißausbrüche, Reizbarkeit und depressive Verstimmung aus.
Die Brustdrüse lagert etwa 10 Prozent der Jodmenge unseres Körpers ein. Sie bleibt durch eine gute Jodversorgung weich, während Jodmangel Zysten und Knoten hervorruft.

Selbsttest: Wie gut funktionieren meine Hormondrüsen?

Wenn Sie sich gesund fühlen, haben Sie mit hoher Wahrscheinlichkeit keine Probleme mit Ihren Hormondrüsen. Fühlen Sie sich allerdings nicht ganz gesund oder sogar krank, steckt mehr oder weniger stark immer auch eine hormonelle Störung dahinter, die durch eine Minderfunktion der wichtigsten Drüsen, der Schilddrüse und/oder der Nebennieren, entsteht. Viele Beschwerden können der Störung einer einzelnen Drüse zugeordnet werden, und so gelingt es mitunter allein durch die Kombination von einzelnen Beschwerden schon zu erkennen, wie gut oder schlecht eine Drüse funktioniert.

Etwa die Hälfte der Hormonstörungen geht von einer vorwiegenden Fehlleistung oder Minderleistung der Schilddrüse aus, die bei einer Entzündung entsteht. Ursachen können hier verschiedentlich sein: Autoimmunreaktion, Infektion, Vitalstoffmangel, Speicherung von Giften, Jodmangel, Selenmangel oder anderes. Der Effekt ist immer der gleiche: Es entstehen zu wenig Schilddrüsenhormone, und dadurch sinkt die Körpertemperatur ab.
Sie können das Ausmaß der Störung recht gut an der Körpertemperatur ablesen, denn bildet diese Drüse zu wenig Hormone, fällt die Körpertemperatur ab. Normal wären (im Mund gemessen) etwa 36,8° Celsius, genauer gesagt: 36,3° bis 37,3° Celsius. Ist die Schilddrüse in ihrer Funktion aber eingeschränkt, liegt die Körpertemperatur durchwegs zu niedrig, in leichteren Fällen um ein halbes Grad unter der Norm, bei schwerer Schilddrüsenunterfunktion mitunter zwei Grad tiefer und im Extremfall sogar bis zu drei Grad – und da wird es dann auch gefährlich, denn bei so niedrigen Temperaturen

funktionieren die meisten Körperzellen schlecht, schlägt das Herz langsam, sinkt der Blutdruck bedrohlich ab. Der Körper braucht dringend Wärme, die ihm aktive Schilddrüsenhormone vermitteln.

Je nach dem Ausmaß der Schilddrüsenschwäche gibt es verschiedene Arzneien, die zur Lösung der Problematik zur Anwendung kommen. Bei schweren Fällen geht es einerseits darum, die Schilddrüsenfunktion möglichst zu ersetzen: mit Präparaten, die Schilddrüsenhormone wohldosiert einsetzen. Zugleich aber gibt es verschiedene Arzneien und Heilanwendungen, mit denen die Schilddrüsenentzündung zur Rückbildung gebracht wird: Fehlende Vitalstoffe müssen ergänzt werden, Heilpflanzen werden gezielt eingesetzt, um die Drüsenfunktion zu steigern, und durch Berührung, Massage, Atem, Klang erfolgt eine Revitalisierung der Schilddrüse. Haben wir es mit einer leichteren Störung zu tun, wird man in vielen Fällen auf die Hormonsubstitution verzichten können, der Schilddrüse aber Hilfestellung auf verschiedenen Ebenen geben, die ihre Genesung fördern und herbeiführen, damit sie eigenständig wieder ihre Rolle als wichtigste Hormondrüse im Konzert des Hormonsystems einnehmen kann.
Das heißt also, dass sich bei jeder zweiten Person, bei der das Hormonsystem in seiner Funktion gestört ist, eine Hormon-Balance dadurch erzielen lässt, dass man sich fast ausschließlich auf die Stimulation, Unterstützung und Pflege der Schilddrüse beschränkt. Weil das so bedeutsam ist und hier eine große Vielfalt von Behandlungssituationen entstehen können, wird das Kapitel der Schilddrüsenzuwendung in diesem Buch am längsten ausfallen.

Ursachen für Hormonstörungen

Was greift unsere Hormondrüsen an? Durch welche Einflüsse nehmen sie Schaden? Im Regelfall kommen mehrere Ursachen zusammen und lösen dann in einer oder mehreren Hormondrüsen einen Entzündungsschub aus. Ein Großteil dieser Entzündungsreaktionen bleibt unbemerkt, da die Drüsen selbst nicht mit Nerven versorgt sind und nur Spannungen durch Gewebeschwellung in der Drüsenkapsel oder eine Reaktion der umliegenden Gewebe Schmerzen verursachen können.

Bei den Ursachen sind zuerst die geistig-seelischen Belastungs- und Überforderungsreaktionen zu nennen, die häufig unter dem Begriff Stress zusammengefasst werden. Was uns belastet, belastet unser Hormonsystem, höhlt seine Kraft aus und kann es letztendlich ganz erschöpfen, je nach Intensität und Dauer der Einwirkung. Seelische Belastungen sind häufig eigengesteuerte Selbstüberlastungen, die man sich aus verschiedenen Gründen zumutet: weil man sich in der Pflicht sieht, weil man ein Ziel erreichen möchte, weil man Zwängen oder Druck gehorcht. Hier hat das Maß an Selbstwertgefühl, der Selbstschutz, das Selbstbewusstsein eine große Bedeutung bei der Frage, ob man seine Hormondrüsen schonen kann. Belastungen können aber auch von außen zugemutet werden und Leid verursachen, wie Druck oder Zwänge, denen man alternativlos ausgesetzt ist. Auch der Tod oder Verlust einer geliebten Person und emotionale Qualen schlagen sich im Hormonsystem nieder. So hat Liebeskummer als Phänomen die Forschung beschäftigt, und es ist belegt, wie sehr er das Hormonsystem zerrütten kann.

Im Prinzip hat jede seelische Krise Auswirkungen auf unser Empfinden und damit den Fluss der Hormone – Blockierungen oder eine Stressreaktion können Hormondrüsen über längere Zeiträume in Überfunktionen treiben. Die Scheidung einer Ehe beispielsweise kann hier zu einem lange andauernden Prozess werden, während dem im emotionalen Bereich verschiedenste Vorgänge stattfinden und einander abwechseln: Phasen von Wut, Trauer, existenziellen Ängsten und vieles andere mehr hinterlassen fast regelhaft ihre Spuren im Hormonsystem und sind im Ultraschall der Schilddrüse beispielsweise als Wunden und Narben oft lebenslang sichtbar.

In Zeiten seelischer Belastungen treten aber auch oft auf körperlicher Ebene ungünstige Faktoren hinzu: Man isst wenig oder hastig und oft kaum vitalstoffreiche Nahrung und gerät dadurch in ein Defizit an Stoffen, die ein funktionierendes Hormonsystem braucht. Gerade zucker- und fettreiches Frustessen zerrüttet das Mikrobiom des Darms und führt über die Förderung von Pilzbesiedlung und Fäulniskeimen zu einer erhöhten Entzündungsbereitschaft im Körper, die sich vor allem in weichem Gewebe wie jenem der Hormondrüsen niederschlägt. Das Immunsystem ist in seiner Arbeit dadurch behindert und leistet bei der Infektabwehr oft nur halbe Sache. Lang anhaltende, schleichende, nie ganz überwundene Infektionen besonders durch Viren der Herpes-Gruppe oder Parasiten befallen die Drüsen und behindern ihre Funktion.

Viele Menschen schlafen zu wenig und nicht tief genug. Manche, weil sie in Schichtarbeit arbeiten müssen, andere durch ihre Freizeitgestaltung verbunden mit ungünstigen Faktoren wie dem häufigen Gebrauch von Handys, Tablets und anderen elektronischen Geräten, deren Displays Blaulicht ausstrahlen. Dieses reduziert die Melatoninausschüttung der Epiphyse, stört das Einschlafen, behindert das Durchschlafen und setzt dadurch bei vielen Menschen eine Kaskade von hormonschädlichen Reaktionen frei, denn im Schlaf regenerieren sich Hormondrüsen und erschöpfen sich durch unzureichenden oder fehlenden Schlaf.

Viele Menschen bewegen sich zu wenig, was die Vitalität der Hormondrüsen mindert. Andere bewegen sich so viel und so intensiv, dass es dadurch zur Überbelastung und Überforderung der Hormondrüsen kommt. Hier wird das richtige Maß an Bewegung bedeutsam für die Heilung: So viel Bewegung ist gut und heilsam, die keine Erschöpfung mit längerer Erholungsphase auslöst. Leistungssport wird für viele Menschen, die ihn betreiben, zur Gefahr und kann leicht die Hormondrüsen angreifen, besonders, wenn mittels androgen wirkender Anabolika, die zum Muskelaufbau genommen werden, auch noch eine hormonelle Dysbalance provoziert wird.

Eine bedeutsame Gefahr für die Hormondrüsen stellen Weichmacher in Kunststoffen wie Bisphenol A und andere Xenohormone dar, die estrogenartig wirken und damit die hormonelle Balance zerrütten können. Man findet sie beispielsweise in eingeschweißten Nahrungsmitteln oder in Getränkeflaschen aus Plastik, und solange sie im Kühlfach liegen, geht von ihnen keine Gefahr aus. Wehe aber, wenn sie erwärmt werden, beispielsweise durch Sonnenstrahlen. Dann lösen sie sich, durchsetzen die Nahrungsmittel und Getränke und können Dysbalancen hervorrufen, die in Entzündungsschüben der Hormondrüsen resultieren. Solche Weichmacher sind von der Industrie in zahlreiche Produkte eingebracht. Am gefährlichsten sind hier Kosmetika: Deos, Seifen, Haarspray und Haarfärbemittel, Nagellack und Nagellackentferner enthalten alle Hormongifte. Hinzu treten Xenohormone in Reinigungs- und Lösungsmitteln, im Weichspüler, in Desinfektionsmitteln und vielen Haushaltsreinigern auf.

Für die Schilddrüse besonders gefährlich sind die Halogene Chlor, Brom und Fluor – Elemente, die dem Jod chemisch verwandt sind und von der Schilddrüse im Ersatz für Jod und in geringerem Maße auch von anderen Hormondrüsen aufgenommen werden. Ihre scharfe, ätzende Qualität greift das Drüsengewebe an. Nicht wenige Schwermetalle haben eine ähnlich ungünstige Wirkung. Hier ist besonders Quecksilber zu nennen, ein Metall, das ähnlich den Halogenen gewebsfeindlich ist.

Die wichtigsten Ursachen für Hormonstörungen

- Geistig-seelische Belastungssituation oder Überforderung
- Einseitige oder falsche Ernährung
- Zu wenig Schlaf
- Zu wenig Bewegung
- Weichmacher in Kunststoffen

Was Sie selbst tun können – der Weg zur Hormon-Balance

Wenn Sie sich dazu entscheiden, an Ihrer Hormon-Balance zu arbeiten, beginnen Sie zunächst damit, Informationen zu sammeln, welche Ihrer Drüsen wie stark betroffen sind, und nehmen Sie dabei zusammen mit Ihrem Arzt oder Therapeuten eine erste Einschätzung vor, wie groß der jeweilige Schaden ist. Müssen Hormone im Bereich einer oder mehrerer Drüsen ergänzt werden? Wenn ja, wie stark? Wo kann man sich auf Maßnahmen konzentrieren, die die Drüsen regenerieren, ihre Kräfte wecken und sie in den Stand versetzen, im Konzert der Hormondrüsen wieder ihre angestammte Rolle einzunehmen? Diese Aufgabe ist nicht ganz leicht und wird in manchen Fällen mit Unterstützung durch eine erfahrene Therapeutin oder einen Therapeuten einfacher vonstattengehen.

Sie können aber einen ersten Schritt setzen, indem Sie sich zunächst die Schilddrüse vornehmen und sie gezielt stärken. Denn als größte Hormondrüse wird sie immer eine zentrale Rolle im Hormonsystem einnehmen, wird auch schädigende Einflüsse mehr oder minder intensiv mitbekommen haben und von ihnen beeinträchtigt worden sein. Sie zu stärken und damit ihre Fähigkeit zu verbessern, sich anderen Hormondrüsen mitzuteilen und deren Funktionen zu optimieren, ist in allen Fällen von Hormonstörungen hilfreich und wichtig.

Gibt es Hinweise, dass eine andere Drüse unzureichend funktioniert oder Schaden genommen hat, beziehen Sie diese Drüse in Ihr Gesamtkonzept der Heilung mit ein und erstellen ein Programm, das Sie wenigstens über vier Wochen lang anwenden, bevor Sie eine erste Bilanz ziehen. Zu diesem Zweck ziehen Sie die Beschwerdeliste auf Seite 170 zum Vergleich heran, kreuzen zutreffende Beschwerden an und prüfen, welche

Beschwerden Sie schon zur Rückbildung bringen konnten. Ziehen Sie auch die Körpertemperatur und das Puls- und Blutdruckverhalten als wichtige objektive Gradmesser Ihres Heilungsprozesses heran und planen Sie, welche Maßnahmen weiter nötig sein werden.
Gelingt es Ihnen, schwache Hormondrüsen zu stärken oder ihre Funktion medikamentös auszugleichen, wird es zu Rückkopplungseffekten in andere Bereiche des Hormonsystems kommen, die sich günstig auf das Befinden und den Zustand der behandelten Hormondrüse auswirken. Der Weg zur Heilung kann hier sehr schnell, manchmal schon innerhalb weniger Wochen, passieren und wird es Ihnen erlauben, auf einem höheren energetischen Niveau und in größerer Gesundheit zu leben.

In etwa 30 Prozent der Fälle haben wir es bei Hormonstörungen vorwiegend mit einer Beeinträchtigung der Nebennierenfunktion zu tun, die nur durch eine gezielte Unterstützung der Nebenniere behoben werden kann. Hier gibt es schwerwiegende Fälle wie den Morbus Addison, wo die Nebenniere durch einen schweren Krankheitsprozess zerstört wird und sich lebenslang ein Hormonbedarf ergibt, der gedeckt werden muss. Auch gibt es schwere Fälle, in denen beispielsweise eine Autoimmunkrankheit der Nebenniere diese verkleinert und zu zerstören droht. Hier kann durch eine konsequente Behandlung das unwiderruflich erscheinende Schicksal häufig abgewendet und die Funktion der Nebenniere mitunter auch wiederhergestellt werden. Dabei haben die Vitalstofftherapie, die Anwendung von adaptogenen Pflanzen, Atem, Klang und Massagen eine große Bedeutung und nehmen mitunter im Leben der Menschen auch einen großen Raum ein, bis die Genesung erfolgt.
Glücklicherweise ist die überwiegende Mehrzahl der Fälle einfach dadurch lösbar, dass man die Nebenniere entlastet und ihr

wieder Raum verschafft, und das kann in vielen Fällen durch einfache Maßnahmen wie die Befreiung des Atems, die Schlafvertiefung mit adaptogenen Pflanzen oder eine Jod-Feindosierung erfolgen.

In allen Fällen der Nebennierenfunktionsstörung ist auch die Schilddrüse betroffen, denn diese Drüsen sind eng miteinander verknüpft und haben so etwas wie ein Mutter-Kind-Verhältnis, bei dem die Schilddrüse als »Mutter« bei einer Erkrankung des »Kindes« Nebenniere alles unternimmt, um hormonelle Defizite mit ihren Mitteln wettzumachen und auszugleichen. Dabei kann sie sich auch überanstrengen und entzünden, sodass es zu einem Ping-Pong-Effekt kommen kann, wo mal die Schilddrüse, dann wieder die Nebenniere mit ihren Fehlfunktionen in den Vordergrund tritt. Besonders effektiv sind hier deshalb Anwendungen, die von Anfang an beide Drüsen gleichzeitig ins Auge fassen und so die Unterstützung einer Drüse mit der Unterstützung der anderen ergänzen. In Fällen, in denen eine Drüse Schwäche zeigt und die andere in eine Überaktivität eintritt, wird die Behandlungsstrategie und auch die Hormonzuwendung, die Sie in Eigenregie durchführen können, unterschiedlich aussehen.

Bei der Beurteilung, mit welcher Störung einer Hormondrüse wir es vorwiegend zu tun haben, liefert die Körpertemperatur ausgezeichnete Informationen. Während die Temperatur bei einer Schilddrüsenschwäche durchwegs zu tief liegt, entsteht bei der Nebennierenschwäche ein Zickzackmuster, bei dem viele normale Werte sich mit Temperaturabfällen kombinieren. Aber auch die Beschwerden, die Sie wahrnehmen, weisen hier die Richtung.

Äußerliche Symptome für Funktionsstörungen der Hormondrüsen

Bei der Schilddrüse, den Nebennieren und den Geschlechtsdrüsen lassen sich, wie bereits erwähnt, Funktionsstörungen oder Hormonschwächungen auch durch äußerliche Symptome feststellen. Sollten einige der auf den Seiten 54, 55 und 57 aufgelisteten Beschwerden auf Sie zutreffen, wäre es ratsam, diese durch eine Behandlung wieder in Balance zu bringen.

Für eine Funktionsstörung der Schilddrüse sprechen folgende Symptome:

- Kann nicht lange durchhalten
- Weniger Energie als andere
- Tiefe Erschöpfung
- Lange Erholungszeiten
- Kältegefühl in Händen und Füßen
- Hohes Cholesterin
- Reizdarm
- Verstopfung
- Trockene Haut und Haare
- Diffuser Haarausfall
- Brüchige Fingernägel, Rillen
- Haare werden grau oder weiß
- Einschlafneigung tagsüber
- Konzentrationsstörungen
- Vergesslichkeit
- Ein Gefühl wie Watte im Kopf
- Gewichtszunahme
- Knochen- oder Muskelschmerzen
- Ohrenjucken
- Karpaltunnelsyndrom
- Druck in der Kehle, Kloßgefühl

Für eine Funktionsstörung der Nebenniere typisch sind diese Symptome:

- Augenbrauen werden dünner
- Haarausfall seitlich an den Augenbrauen
- Ängste bis Panik
- Herzklopfen
- Zittern
- Durchfall
- Überempfindlichkeit
- Schreckhaftigkeit
- Wutausbrüche
- Ungeduld
- Grippesymptome ohne Grippe
- Kopfschmerzen
- Körperschmerzen
- Empfindliche Haut
- Innere Unruhe
- Heißhungerattacken
- Reisekrankheit
- Schläfrig auf Kaffee
- Häufiges Harnlassen
- Durchschlafstörungen
- Allergien verschlechtern sich
- Infektneigung
- Alles besser nach 18 Uhr

Speziell in den fruchtbaren Jahren und bei Frauen, die einen Zyklus haben, kann man deutlich das Funktionieren oder Nicht-Funktionieren des Hormonsystems erkennen, denn der weibliche Zyklus ist ein hochkomplizierter und äußerst störanfälliger Ablauf, an dessen Regulation sich alle Hormondrüsen des Körpers beteiligen. In besonderem Maße wird dies ersichtlich, wenn es um die Familienplanung geht. Noch komplizierter als der weibliche Zyklus sind die Fruchtbarkeit und das Hervorbringen neuen Lebens. Hier ist eine Mindestfunktion aller Hormondrüsen gefragt, und hier zeigen sich am schnellsten Bruchstellen im System. Eine schwache Schilddrüse kann nämlich zur Blockade werden, gegen die auch eine Kinderwunschklinik unter Aufbietung aller technischen Möglichkeiten nicht ankommen kann, und bestehen gleich in mehreren Hormondrüsen Defizite, ist die Situation noch komplexer und noch schwieriger zu lösen. Welches Wunder der Natur ist eigentlich die Fähigkeit, Leben empfangen, in sich entstehen, heranbilden und ein reifes, gesundes Baby gebären zu können! Hinter diesem Wunder aber steckt vor allem die weitgehende Intaktheit aller Hormondrüsen.

Funktionsstörungen der Geschlechtsdrüsen sind folgende:

- Verminderte Libido
- Schmerzen in der Harnblase
- Prämenstruelles Syndrom
- Verlängerter Zyklus
- Verkürzter Zyklus
- Unregelmäßiger Zyklus
- Starke Monatsblutung
- Schwache Monatsblutung
- Ausbleibende Monatsblutung
- Unfruchtbarkeit
- Neigung zu Frühgeburt und/oder Fehlgeburt
- Zwischenblutung
- Blutung ist hellrot
- Blutung ist klumpig
- Die Gebärmutterschleimhaut geht in Fetzen ab
- Schwellungen durch Wassereinlagerung vor der Periode
- Bluthochdruck
- Hitzewallungen

Diese Beschwerden findet man oft schon, wenn nur die Schilddrüse zu klein oder in ihrer Leistung zu schwach geworden ist. Sie werden deutlicher, wenn die Nebenniere mit der Schilddrüse gemeinsam in einer Fehlfunktion befangen ist. In jüngeren Jahren zeigen sich die Steuerdrüsen meist als sehr robust und können Schwächen der Effektordrüsen über längere Zeiträume hinweg tolerieren.

Doch schon mit Mitte dreißig passiert es vielen Frauen, dass dann auch Hypothalamus und Hypophyse selbst erkranken, der weibliche Zyklus ganz ausbleibt und gut zwei Jahrzehnte vor der Zeit Unfruchtbarkeit eintritt, was gerne als »verfrühte Menopause« verharmlost wird. Aber selbst in Fällen, in denen die Steuerung noch so weit funktioniert, dass ein Zyklus stattfinden kann, offenbart sich das Problem an der Schwierigkeit vieler Frauen, überhaupt schwanger zu werden, und wenn sie es tun, erleben sie weit häufiger als in früheren Zeiten eine Frühgeburt oder Fehlgeburt, weil auch die Steuerdrüsen nicht mehr die Kraft finden, die große hormonelle Umstellung zu bewältigen, die bei Eintritt einer Schwangerschaft erfolgen muss.

Bei Männern besteht zwar kein Zyklus, aber auch hier liegt in zunehmendem Maß eine Minderfunktion der Geschlechtsdrüse vor, die sich als Androgenmangel schon optisch zeigt: als Rückgang der Körperbehaarung, der Ausdünnung des Kopfhaars und frühem Ergrauen. Hinzu treten etwa eine Minderung der Festigkeit der Erektion, die Abnahme des Spermavolumens, der Rückgang der Beweglichkeit einzelner Spermien und vieles anderes mehr. Im Regelfall erlebt man heute, dass sowohl Frau wie auch Mann durch verschiedene Hormondrüsendefizite zur Unfruchtbarkeit beitragen.

Auch für die Beurteilung der Funktion der Geschlechtsdrüsen ist die Körpertemperatur interessant. In der Mitte des weiblichen Zyklus findet der Eisprung statt. Das geht mit einer Temperaturerhöhung von etwa einem halben Grad einher. Für die Messung bietet sich hier die Vaginaltemperatur an.

Weitere Diagnosemöglichkeiten für Funktionsstörungen

Puls- und Blutdruckdiagnostik

Sie können aus dem Tasten des eigenen Pulses und der Messung des Blutdrucks im Liegen und Stehen weitere Informationen in Bezug auf das Funktionieren Ihres Hormonsystems herauslesen.

Legen Sie die Kuppe des Zeigefingers, Mittelfingers und Ringfingers an den Puls der anderen Hand. Der Ringfinger liegt dort auf, wo kurz vor dem Handgelenk auf der Vorderseite ein kleines Knöchelchen zu tasten ist, und die anderen Finger daneben. Prüfen Sie, ob die Pulswelle auf alle Finger gleich stark anschlägt. Ist das nicht der Fall und spüren Sie den Puls vorwiegend am Ringfinger, fehlt der Füllungsdruck – ein Hinweis auf einen Aldosteronmangel. Aldosteron ist das wichtigste Mineralcorticoid. Es wird in der Nebennierenrinde gebildet und hemmt dort die Ausscheidung von Natrium, was das Blutvolumen und den Blutdruck steigert.

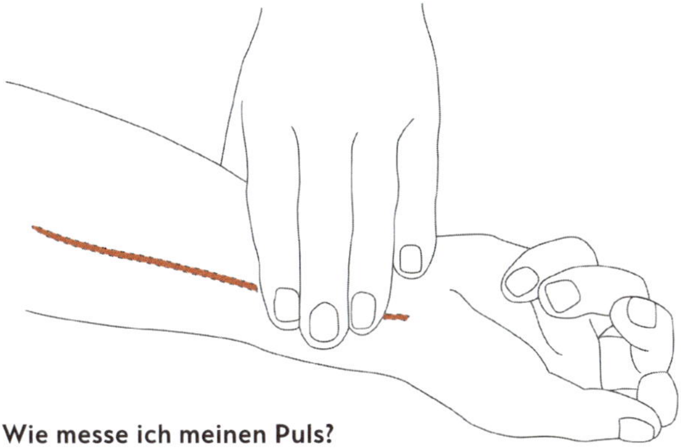

Wie messe ich meinen Puls?

Zählen Sie den Puls zehn Sekunden lang und multiplizieren Sie mit 10, dann erhalten Sie die Pulsfrequenz. Sie liegt im Normalfall zwischen 60 und 100 Schlägen/min. Bei den meisten Menschen sind es zwischen 70 und 80 Schläge/min.

Ist der Puls beschleunigt und stark und Sie spüren eine kräftige Pulswelle, haben Sie eine Überaktivität der Schilddrüsenfunktion, möglicherweise sogar eine Schilddrüsenüberfunktion. Oder Sie haben eine Nebennierenreizung, bei der das Nebennierenmark deutliche Mengen von Noradrenalin und Adrenalin zur Kreislaufregulation beiträgt, und möglicherweise auch einen Aldosteronüberschuss durch Überaktivität der Nebennierenrinde. Sie fühlen sich aktiv und aufgedreht.

Ist der Puls beschleunigt und Sie haben einen Aldosteronmangel getastet, haben Sie eine Nebennierenschwäche mit Cortisolmangel. Der rasche Puls versucht, den Kreislauf zu stabilisieren, was nicht ganz gelingt. Ihre Angstbereitschaft ist erhöht, Sie spüren auch schon Schwäche und leichte Erschöpfbarkeit.

Die Messung des Blutdrucks lässt den Blick auf den Kreislauf noch schärfer werden. Sie haben einen systolischen Blutdruck, das ist der obere Wert, und einen diastolischen Blutdruck, das ist der untere Wert. Normal ist etwa 120/70 mmHg. Bei Nebennierenschwäche liegen beide Werte niedriger, der systolische Wert auf 90 oder 100 mmHg, der diastolische oft unmessbar darunter. Bei Nebennierenreizung steigt der Blutdruck, und je schlechter dabei die Regulation der Niere erfolgt, desto auffallender steigt der diastolische Blutdruck.

Bei niedrigem Blutdruck ist es interessant, den Wert im Liegen zu bestimmen, dann schnell aufzustehen und binnen zehn Sekunden wieder Blutdruck zu messen. Fällt der Blutdruck beim Aufstehen um mehr als 20 mmHg ab, ist das ein eindeutiger Hinweis auf eine Nebennierenschwäche mit Cortisolmangel.

Temperaturmessung

Messen Sie über drei Tage hinweg jeweils um 8, 12, 16 und 20 Uhr die Körpertemperatur schilddrüsennahe, das heißt im Mund unter der Zunge. Verwenden Sie am besten ein Quecksilberthermometer, es ist für diese Feinmessungen am genauesten. Achten Sie darauf, dass der Kopf nicht ausgekühlt ist, beispielsweise weil Sie in der kühlen Jahreszeit bei offenem Fenster geschlafen haben, und messen Sie nicht, nachdem Sie gerade bei Minustemperaturen einen Spaziergang gemacht haben. Vermeiden Sie auch Messungen, wenn Sie gerade eine heiße Suppe gegessen oder einen Tee getrunken haben.

Die Körpertemperatur liegt normalerweise bei 36,8° Celsius. Kleinere Schwankungen von etwa einem halben Grad sind möglich. Das heißt, Ihre Werte sollten konstant zwischen 36,3° und 37,3° Celsius liegen.

Eine Schilddrüsenüberfunktion und eine Aktivierung der Nebennierenrinde (z.B. durch Sport) bewirken eine leichte Übertemperatur bis maximal 37,6° Celsius. Liegt die Temperatur darüber, ist ein Infekt wahrscheinlich, mitunter eine unterschwellige Virusinfektion, von der auch die Hormondrüsen befallen sein können.

Eine Schilddrüsenunterfunktion verursacht einen Temperaturabfall. Dieser kann im Extremfall bis 33,0° Celsius gehen. Liegt die Temperatur konstant unter 36,0°, belegt dies eine Schilddrüsenunterfunktion. Es kann ein Mangel an Jod oder Selen dahinterstecken. Selen ist bedeutsam für die Herstellung aktiver Schilddrüsenhormone, und Jod ist für jede Körperzelle ein Energieträger, der ausreichend vorhanden sein muss. Liegt die Temperatur konstant unter 36,0°, würde man zuerst prüfen, ob durch die Einnahme von 200 mcg Selen die Temperatur innerhalb einer Stunde über 36,0° ansteigt. Ist das nicht der Fall, würde man 100 mcg Jod einnehmen und nochmals innerhalb einer Stunde die Temperatur kontrollieren. Ist sie immer noch nicht angestiegen, brauchen Sie aktive Schilddrüsenhormone, idealerweise Schilddrüsenextrakt vom Schwein. Auch hier würden Sie mit einer niedrigen Menge von beispielsweise ¼ grain (etwa 10 mcg L-Thyroxinstärke) beginnen und wieder darauf achten, ob damit die Körpertemperatur über 36,0° Celsius ansteigt.

Eine Nebennierenschwäche und eine Nebennierenreizung äußern sich durch einen schwankenden Ausstoß von Cortisol durch die Nebenniere, was sich auf die Temperatur auswirkt. Ist Cortisol ausreichend vorhanden, liegen Sie über 36,0° Celsius, und fehlt es, sinkt die Temperatur darunter ab. Das Auf und Ab der Temperatur entsteht auch bei einer zu starken Dosierung von Schilddrüsenhormonen, weil dadurch die Nebenniere immer wieder blockiert wird und deshalb Cortisol fehlt. Eine konstant über 36,0° Celsius liegende Temperatur zeigt, dass Schilddrüse und Nebenniere in Harmonie sind und von beiden ausreichend wärmende Hormone in die Blutbahn abgegeben werden.

Antlitz- und Körperdiagnostik

Die Antlitzdiagnostik ist das Suchen von Spuren krankhafter Veränderungen vor allem in der Gesichtshaut, aber auch im Aussehen anderer Körperstrukturen, und deren Beurteilung. Sie wurde Ende des 19. Jahrhunderts von Kurt Hickethier definiert, einem Schüßler-Salz-Therapeuten, der auf diesem Wege Mineralstoffmängel erkannte. Auch viele hormonelle Dysbalancen zeigen sich deutlich am Aussehen der Gesichtshaut, der Haare, der Zähne und der Fingernägel.
Den meisten Menschen kann man das Funktionieren ihrer Schilddrüse und Nebenniere auf diese Weise schon oberflächlich ansehen. Auch das dient einer Therapiekontrolle, denn die Zei-

chen der Dysbalance, die zu Beginn der Behandlung bestanden, sollten durch die Therapie abnehmen oder ganz verschwinden.

Woran sich eine Nebennierenschwäche erkennen lässt

- Androgenmangel: Ausfallen der Körperbehaarung, vor allem der Augenbrauen, besonders an den Außenseiten
- Progesteronmangel: Schwellung der Haut, die oberflächlich trocken ist und vergrößerte Poren hat
- Östrogenmangel: Schlaffe Haut, vermehrte Faltenbildung
- Cortisolmangel: Wenig Unterhautgewebe, flacher Bauch ohne Fettring
- Cortisolüberschuss bei Nebennierenreizung oder -überaktivität: Vermehrtes Bauchfett bei schlanken, muskelarmen Armen und Beinen
- Hypothalamus- oder Hypophysenschwäche: Minderwuchs, Untergewicht, Erschöpfung, Rückgang der Kopf- und Körperbehaarung

Laborwerte

Die verschiedenen Laborwerte können über die Funktionalität einzelner Hormondrüsen in unterschiedlich detaillierter Weise Aufschluss geben. Einige Werte werden allgemein gar nicht bestimmt, einige Laborwerte wiederum sind für die Diagnostik des Hormonstatus schon wohl etabliert. Es kommt also ganz darauf an, was genau man wissen möchte bzw. welche Drüse man genau analysiert bzw. bestimmt haben möchte. Allgemein ist an dieser Stelle anzumerken, dass Labortests in ihrer Wertigkeit in der Praxis stark überschätzt werden. Man sollte sich bei Therapieentscheidungen keinesfalls allein auf die Aussagen von Laborwerten beschränken, sondern sie immer in Bezug zu den Erkenntnissen der Eigenbeurteilung setzen.

Welche Laborwerte können zu einzelnen Drüsen erhoben werden?

- **Epiphyse:** Man könnte am Melatoninspiegel einiges ablesen, aber es gibt bislang keinen Normwert, auf den man sich einigen konnte. Ein absoluter Mangel an Melatonin im Blut, wie er mitunter bei Verkalkung der Epiphyse auftritt, sollte aber behandelt werden.
- **Hypothalamus:** Es ist außerhalb der Forschung nicht üblich, Effektorhormone wie Thyreotropin (TRH) oder Corticotropin (CRH) zu bestimmen, und welche Normwerte hier bestehen, ist noch unklar geblieben, da es situativ, interindividuell und abhängig vom Tagesrhythmus große Schwankungen gibt. Allerdings sind Endokrinologen geneigt, diese Effektorhormone ihren Patienten als Test zu verabreichen, um zu prüfen, ob die Hypophyse nach Verabreichung der Hormone auch reagiert und entsprechend ihre Hormone bildet, die dann Schilddrüse beziehungsweise Nebenniere zur Hormonbildung anregen. Mitunter bestimmt man die Hormone, die der Hypothalamus in den Hinterlappen der Hypophyse abscheidet: antidiuretisches Hormon (ADH) und Oxytocin.
- **Hypophyse:** Einen Großteil der Hormone der Hypophyse kann man als Kassenleistung bestimmen lassen. Routine und von jedem Hausarzt im »Gesundheitscheck« enthalten ist das Thyreoidea-stimulierende Hormon (TSH), das die Schilddrüse zur Bildung ihrer Hormone anregt. Von FrauenärztInnen erhalten Sie bei Zyklusstörungen oder wenn Sie Wechseljahresbeschwerden haben, das follikelstimulierende Hormon (FSH) und das luteotrope Hormon (LH).

  Endokrinologen neigen dazu, hier diagnostisch tiefer zu schürfen, und so kann es sein, dass Sie noch Prolaktin, adrenocorticotropes Hormon (ACTH) und vielleicht sogar das

Wachstumshormon Somatropin (GH) bestimmt bekommen.

- **Schilddrüse:** Gut etabliert ist die Bestimmung des freien Thyroxins (fT_4), die einen Schluss auf die Stärke der Hormonbildung allgemein zulässt, und des freien Triiodthyronins (fT_3), dem wichtigsten der jodhaltigen Hormone, mit dem sich Rückschlüsse darauf ziehen lassen, wie aktiv die Schilddrüsenhormone im Körper wirken. Für über zwanzig weitere jodhaltige Hormone, die unzählige Abläufe im Körper regeln, gibt es keine Routinebestimmung und keine Normwerte. Ein weiteres Hormon, Calcitonin, kann bei Tumoren der calcitoninbildenden Zellen der Schilddrüse stark erhöht sein und hat dort als Laborwert Bedeutung. Bei Schilddrüsenentzündungen kann man an sehr niedrigen Spiegeln von Calcitonin oder an einem völligen Fehlen dieses Wertes die Größe des Schadens für das Schilddrüsengewebe ablesen.
- **Nebennieren:** Man kann einen Gutteil der Nebennierenhormone in medizinischen Labors bestimmen lassen, darunter Cortisol, das wichtigste Glucocorticoid, und Aldosteron, das wichtigste Mineralcorticoid, darüber hinaus die Vorstufenhormone Dehydroepiandrosteron (DHEA) und Pregnenolon.
- **Geschlechtsdrüsen:** Hier ist das Angebot noch besser, ein Großteil der Geschlechtshormone (die ja auch in der Nebenniere gebildet werden) kann bestimmt werden: Östron, Östriol und Östradiol, Progesteron, Testosteron, Dihydrotestosteron (DHT) und Androstendion.
- **Bauchspeicheldrüse:** Ein niedriges oder fehlendes Insulin zeigt eine Schädigung der Bauchspeicheldrüse an, bei der ein Diabetes entsteht, weshalb Insulin zugeführt werden muss. Ein deutlich erhöhtes Insulin findet man bei Formen des Diabetes, bei denen der Körper zu wenig auf Insulin anspricht.
- **Brustdrüse:** Es gibt keine Laborwerte, die Aufschlüsse über den Zustand der Brustdrüse liefern.

Weichen Werte sehr stark von der Norm ab und liegt der pathologische Wert auch bei einer Kontrolle wieder in diesem Bereich und ist somit ein Laborfehler ausgeschlossen, sind sie ernster zu nehmen und können einen klaren Hinweis auf eine Störung geben.

Meistens ist es aber so, dass geringen Abweichungen von der Norm eine zu große Bedeutung beigemessen wird. Hormonspiegel können situativ und durch individuelle Faktoren stark schwanken und müssen immer in Bezug zum jeweiligen Befinden und zur Körpertemperatur gesetzt werden, um sie zu deuten. Wenn Sie beispielsweise ein niedriges Cortisol in einem Speicheltest nachmittags feststellen, sollten Sie diesen niedrigen Wert auch spüren, das heißt, müde und kraftlos sein und zum Einschlafen geneigt, und die Körpertemperatur sollte unter der Norm liegen als Ausdruck dieses Cortisolmangels. Stimmen Wert, Befinden und Temperatur zusammen, hat man einen zuverlässigen Anhaltspunkt für die reellen Vorgänge.

Teil 2

Die Praxis der Hormonie-Erfahrung

Nach der ersten Orientierung – selbst aktiv werden!

Ein Großteil der Menschen mit einer oder mehreren Störungen einzelner oder mehrerer Hormondrüsen erhält L-Thyroxin als Schilddrüsenhormonersatz in verschiedenen Dosierungen und/oder ein Antidepressivum als Lösungsvorschlag. Der überwiegenden Mehrheit der Betroffenen geht es danach allerdings nicht besser, vielmehr haben sie ganz im Gegenteil in vielen Fällen mit dadurch neu auftretenden Beschwerden zu kämpfen.

Als Versuch zur Selbsthilfe gibt es da oft die gute Freundin, die auch damit zu tun hatte, schon das eine oder andere mit Erfolg probiert hat und zur Nachahmung anregt. Oder man hat von jemandem gehört, dem es mit diesem oder jenem besser ging. Man googelt heute auch zunehmend und findet dabei zu einem großen Teil wieder hauptsächlich Informationen von Menschen, die einzelne oder mehrere Arzneien oder Maßnahmen aus verschiedenen Gründen zur Abhilfe verschiedener Hormonstörungen anbieten. Die meisten Empfehlungen werden zur Schilddrüse gegeben, da Störungen dieser größten und führenden Hormondrüse durch Beschwerden am deutlichsten in den Vordergrund treten und auch in Arztpraxen durch einen Ultraschall am offensichtlichsten sind.

Diesbezüglich ist hier ein Kampf entstanden zwischen dem Establishment, bestehend aus den Pharmaherstellern, den Krankenkassen und der Ärzteschaft, auf der einen Seite, und den Betroffenen auf der anderen Seite. Hormongesundheit soll möglichst nichts kosten, und wenn sie etwas kostet, dann tragen die Betroffenen dafür die Verantwortung. Viele Informanten im Internet, sogenannte Selbsthilfegruppen oder auch »unabhängige« Ratgeber, sind durchaus bestrebt, Verständnis für Menschen mit hormonellen Defiziten zu zeigen, doch die Lösungsvorschläge liegen dann häufig doch wieder bei der Empfehlung, L-Thyroxin einzunehmen oder vielleicht auch ein Antidepressivum. So kann der Weg für Betroffene bis zu einem natürlichen Hormonersatz wie Schilddrüsenextrakt weit werden.

Verwirrende Informationen tragen zur Verunsicherung bei

Gerade im Bereich der sogenannten Geschlechtshormone (die im Grunde genommen Nebennierenhormone sind und bei denen eine Störung meist erst dann auftritt, wenn eine Nebennierenschwäche vorliegt) sind die Informationen vielstimmig und dadurch verwirrend.
Sie lesen da etwa im Ratgeber einer Frau, die ihre Hitzewallungen effektiv mit Rotklee beheben konnte, von den tollen Wirkungen verschiedener Adaptogene. Doch fällt Ihnen daraufhin das Buch einer anderen Autorin in die Hände, die Ihnen erzählt, dass Rotklee bei ihr gar keine Wirkung habe und nur die Gabe von bioidentischem Östradiol Besserung bewirkte, kommen Sie leicht ins Grübeln. Ein dritter Autor berichtet dann womöglich von einer Studie, laut der bioidentes Östradiol genauso wie die pharmazeutischen Östrogene in der Pille nachteilige Wirkungen wie Schlaganfall oder Brustkrebs auslösen könne und ebenso gefährlich wie jene sei (was wahrscheinlich nicht stimmt) – Sie sind geschockt, vor allem, weil er behauptet, es sei wissenschaftlich bewiesen, dass Rotklee und andere Pflanzen, die estrogenähnliche Stoffe beinhalten, bei Östrogendefiziten helfen können und auch nachweislich harmlos in Bezug auf Schlaganfall oder Brustkrebs seien (was aber stimmt). Und dann kommt noch Ihr Frauenarzt als Vertreter der wissenschaftlichen Medizin hinzu, der Ihnen einreden will, die Pille

sei auch im fortgeschrittenen Alter hilfreich und harmlos (was nachweislich nicht stimmt).
Fangen Sie dann noch ernsthaft an zu recherchieren und versuchen, objektive Wahrheiten zu finden, stoßen Sie bald auf die Erkenntnis, dass wissenschaftliche Untersuchungen vor allem dem Zweck dienen, die erwünschte Wirksamkeit von Pharmazeutika zu unterstreichen und nachteilige Wirkungen herabzuspielen, und dass Leitlinien von Fachgesellschaften häufig darauf abzielen, die Verkaufsinteressen der Pharmaindustrie zu unterstützen. Aber ähnliche Impulse findet man auch oft in der sogenannten ganzheitlichen oder alternativen Medizin, wo kostspielige Labortests und verschiedenste Produkte angeboten werden – mit dem Motiv, Pharmafirmen Gewinne zu verschaffen und dabei vielleicht auch bei Ihnen tatsächlich Vitalstoffe zu ergänzen, Gifte auszuleiten, Störungen zu beheben und vieles andere mehr, was Sie vielleicht brauchen oder auch nicht brauchen, und was Ihnen vielleicht helfen wird – oder auch nicht.

Am besten selbst aktiv werden, um die eigene Hormon-Balance zu erreichen

In diesem Dschungel der Medizinindustrie finden Sie auch Alliierte, aber das entbindet Sie vor allem dann, wenn Ihre Hormonstörung komplex ist, nicht von der Notwendigkeit, das Heft selbst in die Hand zu nehmen – sprichwörtlich, indem Sie Ihre Hormondrüsen, soweit möglich, zu berühren und auch gezielt zu massieren beginnen – und alles, was Ihnen an Information und Ratschlägen angeboten wird, kritisch zu prüfen. Diese Prüfung wird mitunter mit dem Begriff des »Ausprobierens« belegt, was eine Anmutung von Beliebigkeit hat. Doch beliebig soll es gar nicht sein. Wenn Sie eine der Maßnahmen, die in diesem Buch geschildert werden, »ausprobieren«, dann ist das eine Prüfung mit dem konkreten Ziel, Beschwerden zu beheben und festzustellen, dass die allgemeine Vitalität und Belastbarkeit steigen. Ob das der Fall ist, können Sie unabhängig davon, mit welcher Maßnahme Sie anfangen, nach einem Zeitraum von zwei oder drei Wochen prüfen. Idealerweise halten Sie vor Beginn alle Beschwerden fest anhand des Prüfbogens, den Sie im Anhang auf Seite 170 finden, und legen dann nach einem von Ihnen gewählten Zeitraum zur Kontrolle den erneut ausgefüllten Prüfbogen daneben. Sie erkennen den Erfolg Ihrer Maßnahmen am Rückgang der Beschwerden und an einer Stabilisierung der Temperatur im Zielbereich von 36,3–37,3° Celsius.

Wie gehen Sie nun vor? Wenn Sie bei der Eigenanalyse Hinweise auf eine Fehlfunktion oder Minderfunktion einer oder mehrerer Hormondrüsen bekommen haben, lesen Sie alle Möglichkeiten, die in diesem Bereich zur Verfügung stehen, durch. Dann beginnen Sie damit, eine oder mehrere der Arzneien oder Maßnahmen anzuwenden, um gezielt an der Wiederherstellung der Gesundheit einer Hormondrüse zu arbeiten. Die Möglichkeiten dazu sind vielfältig.

Hormongesundheit – Grundlegendes für alle Drüsen

Hormonie-Erfahrung über eine ausgewogene, vitalstoffreiche Ernährung

Es gibt Maßnahmen, die jeder Hormondrüse zugutekommen und die Sie deshalb auch an den Anfang Ihrer Bemühungen stellen sollten, bevor Sie sich therapeutisch gezielt einzelnen Drüsen zuwenden.
Diese Maßnahmen beziehen sich zunächst auf Ihre Ernährung, die das Hormonsystem vor Giftstoffen bewahren, den Stoffwechsel effektiv unterstützen und Mikroorganismen in Ihrem Darm ernähren soll, deren Fähigkeiten Sie brauchen, um gut zu verdauen und das Immunsystem fit halten zu können.
Diese Ernährung soll ursprünglich, sauber und biologisch hergestellt worden sein. Wenn Sie sie selbst zubereiten, vermeiden Sie außerdem unnötige und für Sie möglicherweise schädliche Zusatzstoffe.

Ihre Ernährung sollte in etwa so aussehen:

- Sie essen in Abständen, die es dem Darm und seinen Mikroorganismen erlauben, Verdauungsprozesse zu Ende zu bringen. Man nennt das gerne Intervallfasten, aber die Intervalle, in denen Sie nichts essen, müssen Sie selbst wählen nach Ihren Bedürfnissen und Möglichkeiten. Finden Sie hier das Maß, das Ihnen Wohlbefinden beschert, und kümmern Sie sich nicht um Zeitangaben, die häufig zu streng gesetzt werden. Zum Beispiel kann es für viele Menschen mit Hormonstörungen nicht erträglich sein, einen Tag zu essen und einen Tag mit dem Essen auszusetzen, wie das oft empfohlen wird. Auch die Empfehlung, erst ab 10 Uhr morgens zu essen und ab 16 Uhr wieder mit dem Essen aufzuhören, überfordert bei vielen Menschen die Regulationsmöglichkeiten des Hormonsystems. Geben Sie also nichts auf starre Empfehlungen, sondern beginnen Sie mit Ihrem Nachtschlaf und versuchen Sie anfänglich, zwei Stunden zuvor und zwei Stunden danach nichts zu essen. Wenn Ihnen das über längere Zeit hinweg gelingt, können Sie dieses Intervall noch verlängern.

- Vermeiden Sie jodreiche Nahrungsmittel, sparen Sie Jod aber nicht streng aus der Nahrung aus. Leider hat sich in vielen Bereichen die Meinung durchgesetzt, Jod könne Hormondrüsen zur Entzündung bringen, weshalb viele Menschen mit einer hormonellen Dysbalance auf Jod verzichten. Damit entziehen Sie sich aber einen Grundbaustoff des Hormondrüsenstoffwechsels. Eine Jodsensibilität, bei der Jod sehr niedrig dosiert werden muss, kennen nur wenige Menschen, und für die allermeisten wirken sich tägliche Jodmengen zwischen 100 und 300 mcg günstig aus. Besonders bei Schwächesyndromen mit Untertemperatur lohnt sich eine individuelle, behutsame Feindosierung mit Jod, denn sie kurbelt nicht nur den Energiestoffwechsel an, sondern kann auch durch die keimtötende und immunaktivierende Wirkung von Jod chronisch schlummernde Infekte überwinden helfen. Fragen Sie dazu Ihren Therapeuten.
- Versuchen Sie Vitalstoffe wie Vitamine der B-Reihe, Vitamin C und Vitamin E, Zink und Selen über die Nahrung zuzuführen. Es ist preisgünstiger, als hier mit Nahrungsergänzungsmitteln zu arbeiten, und wenn Sie Obst, Nüsse, Saaten und Samen in Ihre Kost miteinbeziehen, haben Sie hier keine Probleme.
- In einer Zeit veganer Ernährungsempfehlungen geraten Sie häufig in die Situation, Cholesterin mit den körpereigenen Kräften aus Fettsäuren bilden zu müssen, denn Sie können aus Pflanzen kein Cholesterin gewinnen, und wenn Sie auch

keine tierischen Fette essen, wird das noch schwieriger. Pflanzen haben statt Cholesterin Styrol, was der Körper auch zu Cholesterin umwandeln kann, aber das ist für ihn mühsam. Sparen Sie nicht an Cholesterin in der Ernährung, um Steroidhormone bilden zu können. Wenn sie das nicht tun, wirkt das bei vielen Menschen automatisch wie eine Bremse für die Nebennieren und ist der Beginn eines Wegs in Erschöpfung, Burn-out und Depression. Ein oder zwei Eier die Woche oder öfters mal ein bisschen Butter können dieses Schicksal verhindern und liefern außerdem Vitamin D und B12, die für die Hormonsynthese gebraucht werden.

- Alpha-Linolensäure (ALA) ist eine essenzielle Fettsäure, die vor allem in pflanzlichen Ölen wie Leinöl, Hanföl, Rapsöl und Sojaöl enthalten ist. Man findet sie auch in grünem Blattgemüse, in Walnüssen, Weizenkeimen, Leinsamen, Wildkräutern und Wildbeeren. Sie fördert die Bildung der Eicosanoide, flüchtige Hormone, die für die Kommunikation von Körperzellen untereinander verantwortlich sind. Ein Mangel an ALA kann hier auf Zellebene eine schwere Störung verursachen.

An Nahrungsmitteln heilend und gut sind:
Rohkost, gut gekaut: Nüsse, Samen, Saaten. Obst und möglichst viele verschiedene Gemüse, vor allem grüne Blattgemüse, Süßkartoffel, Kürbis, Champignons, Karotte, Spargel, Avocado
Glutenfreie Getreide: Hirse, Reis, Mais, Amaranth, Quinoa, Buchweizen, Chia. Alle Getreide sind mit Schale bekömmlicher und gesundheitsfördernder.
Lektinreiche Speisen muss man gut kochen, damit diese pflanzlichen Kleber auch durch Hitze entschärft werden: Das betrifft Reis, Mais, Kartoffeln, Tomaten, Hülsenfrüchte, Aubergine, Paprika.
Leinöl ist stark antioxidativ und damit entzündungshemmend, Olivenöl beinhaltet Hormonvorstufen für die Nebennieren und Vitamin A und E, und Ghee ist ein günstiger Buttterersatz, in dem das Eiweiß entfernt wurde.
Eier, Süßwasserfisch, vergorene Speisen, vor allem Kefir und Kombucha
Dunkle Schokolade, Grüntee, Schwarztee und Wein sind positiv, da sie Polyphenole enthalten, mit denen sich günstige Bakterien ernähren.

Eher nachteilig sind:
Zucker, tierisches Fett (gesättigte Fettsäuren)
Glutenhaltige Getreide (Weizen, Dinkel, Roggen, Gerste, Hafer) – diese beinhalten, je höher gezüchtet sie sind, immer mehr Amylase-Tryptase-Inhibitoren. Das sind Abwehrstoffe der Getreide, die die Darmwand angreifen. Der Sinn: Es ist eine Art Selbstschutz der Getreide. Menschen, die diese Getreide essen, bekommen dadurch Beschwerden und verzichten dann darauf, sie zu essen.
Fleisch (außer Bio), Milchprodukte
Große Mengen an Zwiebeln, Broccoli, Kohlarten, Soja. Diese Gemüsearten beinhalten die Schilddrüsenfunktion blockierende Stoffe.
Industriell hergestellte Nahrungsmittel mit Zusatzstoffen
Meeresfrüchte (bei Jodsensibilität)

Die hormongesunde Basisernährung

Die hormongesunde Basisernährung zielt darauf ab, Ihr Mikrobiom zu pflegen und gezielt Darmkeime zu ernähren, die Vitalstoffe bilden und das Immunsystem stärken. Es ist eine Ernährung, die für das Hormonsystem wichtige Vitalstoffe gezielt zuführt sowie schwer verdauliche und entzündungsfördernde Nahrungsbestandteile vermeidet.

Eine Hormon-Balance-Ernährung kann aber weiter gehen und gezielt Hormonflüsse zu lenken versuchen, indem Sie Nahrungsmittel zuführen, die hormonähnliche Stoffe aufweisen. Männer bevorzugen hier androgene Nahrungsmittel, die ihnen Kraft geben und die Bildung männlicher Geschlechtshormone begünstigen. Frauen mit einem aktiven Zyklus haben die Möglichkeit, in der ersten Zyklushälfte die Östrogenflüsse zu fördern und in der zweiten Zyklushälfte die Progesteronbildung. Beides sind Maßnahmen, die nicht nur die Geschlechtsdrüsen stärken, sondern auch die Nebennieren entlasten.

Frau wählt dabei zu Beginn der Blutung eine östrogenreiche Ernährung bis zum 10. Tag und schwenkt dann auf eine gestagenreiche Ernährung über, die bis zu drei Tage vor dem Eintreten der Blutung bevorzugt wird. Diese Methode ist für alle Frauen interessant, die einen Zyklus haben und dadurch auch einen hohen Bedarf an diesen Hormonen.

In den folgenden Tabellen sind für verschiedene Ernährungskonzepte, die die Hormonflüsse positiv beeinflussen können, zu bevorzugende Lebensmittel aufgelistet. Bitte beachten Sie dabei, dass z. B. Gerste wegen ihres hohen Glutengehalts zwar allgemein eher nachteilig sein kann, in der Hormon-Ernährung aber hilfreich, da sie östrogenanregend wirkt. Gleiches gilt auch für den Roggen.

Die androgene Ernährung

Sie bevorzugen folgende Nahrungsmittel und Getränke:

- Avocado
- Bohnen
- Brokkoli
- Chili
- Eier
- Erdnüsse
- Ginseng (als Tee)
- Granatapfel
- Knoblauch
- Kohl
- Kürbiskerne
- Lachs
- Maca (als Getränk)
- Paranüsse
- Pfeffer
- Pinienkerne
- Rotes Fleisch
- Weintrauben

Die östrogen- und gestagenreiche Ernährung
In der ersten Zyklushälfte suchen Sie beim Einkaufen östrogenreiche und in der zweiten Zyklushälfte gestagenreiche Nahrungsmittel heraus:

Östrogen	Gestagen
• Aprikosen	• Eigelb
• Bohnen	• Gurke
• Cranberry	• Huhn
• Datteln	• Karotte
• Erbsen	• Käse
• Erdbeeren	• Milch
• Gerste	• Schokolade
• Kichererbsen	• Süßkartoffeln
• Leinsamen	
• Miso	
• Pflaumen	
• Roggen	
• Sesam	
• Soja	
• Weizenkleie	

Hormonie-Erfahrung über adaptogene Pflanzen

Zusätzlich zu den Ernährungsempfehlungen werden Sie bei den einzelnen Drüsen Empfehlungen erhalten, wie man die Bildung von Hormonen in diesen Drüsen über pflanzliche Stoffe anregen kann, die selbst hormonartig wirken oder über einen anderen Weg Hormone in der Drüse freisetzen. Pflanzen, die diese Eigenschaften haben, nennt man adaptogene Pflanzen. Ihre Anwendung findet in Form von Ölen, die einmassiert werden, oder Pflanzenauszügen statt, die auf die Haut über der Drüse oder in den Mund gesprüht werden. Oder sie sind in Kapseln abgefüllt, zum Schlucken und für die Aufnahme über den Darm gedacht. Bei den adaptogenen Pflanzen unterscheidet man **Hormonbildner**, **Modulatoren**, **Stimulatoren** und **Ausgleichende**.

Hormonbildende Pflanzen

Auch Pflanzen nutzen Botenstoffe im Sinne von Hormonen. Hier gibt es viele, die beim Menschen kaum Wirkung haben wie beispielsweise Auxine und Gibbereline, um Zellwachstum, Zellteilung und Zellerneuerung einzuleiten, oder andere wie die Zytokinine, die bei Pflanzen, bei Tieren und beim Menschen die Zellteilung stimulieren, den Alterungsprozess von Zellen verzögern und die Abwehrkräfte gegen Schädlinge mobilisieren. Es gibt Tausende pflanzliche Hormone, von denen ein großer Teil auch als Duftstoffe und Signalstoffe Verwendung findet, mit denen sich Pflanzen gegenüber ihren Artgenossen, aber auch anderen Lebewesen mitteilen und dabei einerseits anziehende Kräfte, unterstützende Wirkungen, aber auch abwehrende und sogar schädliche Wirkungen entfalten können.

Die größte Gruppe dieser Pflanzenhormone bilden die Terpene, eine stark heterogene Gruppe von Fetten, die in ätherischen Ölen von Pflanzen enthalten sind und die medizinische Wirkung dieser Pflanzen auf den Menschen erklären. Zu den Terpenen gehören auch das Vitamin A, das uns das Sehen erlaubt, und das Vitamin D, das eine zentrale Rolle im Hormonsystem spielt und selbst oft als Steroidhormon klassifiziert wird. Diese meisten Düfte und Geschmacksstoffe sind Terpene, und das Harz von Nadelbäumen hat nicht nur einen belebenden Duft, es wirkt auch androgen, stärkt die Manneskraft durch eine Steigerung der Androgenbildung im menschlichen Körper.

Die medizinische Wirkung pflanzlicher Botenstoffe

Die medizinische Wirkung pflanzlicher Duftstoffe wird in den letzten Jahren ausgehend von Japan auf Betreiben des Mediziners Dr. Qing Li der Nippon Medical School in Tokio mehr und mehr untersucht, wobei sich in Studien beispielsweise zeigt, dass schon ein Tag im Wald die Zahl natürlicher Abwehrzellen um fast 40 Prozent steigern kann. Aber auch die Wirkung des Waldes auf die Nebennierenfunktion ist eindrucksvoll. Wenn jemand einen hohen Stresshormonspiegel hat und Zeichen einer Nebennierenreizung, wie erhöhten Blutdruck, innere Unruhe, vermehrtes Schwitzen, reicht mitunter schon eine halbe Stunde unter Bäumen aus, um einen deutlichen Rückgang der Stresshormonspiegel im Blut zu erreichen.

Die Wirkung ist dort besonders stark, wo man den aromatischen Duft der Terpene einatmet, die von Bäumen, Gebüsch, aber auch von zahlreichen Pflanzen des Waldbodens gebildet und in die Luft abgegeben werden. Diese beeinflussen Abläufe im Gehirn: Über einen Rückgang der Bildung des Corticotropin-Releasing-Faktors (CRF) im Hypothalamus sinkt der Spiegel des adrenocorticotropen Hormons (ACTH), und der Druck auf die Nebenniere, Cortisol und andere Stresshormone zu bilden, nimmt ab. Diese Wirkung findet auf einer rein chemischen Ebene statt und kann auch durch andere stresslösende Übungen und Meditation ausgelöst werden. Hier bietet sich eine Kombination von verhaltensändernden, entspannenden Maßnahmen mit der Gabe von verschiedenen Terpenen und anderen pflanzlichen Hormonen an, was in der Aromatherapie etwa mit Lavendel, Baldrian und anderen ätherischen Ölen, aber auch mit der Knospentherapie (Gemmotherapie) unternommen wird, wo aus verschiedenen Pflanzenknospen stammende Phytohormone dazu genutzt werden, die Steuerung des Hormonsystems zu harmonisieren und damit die Effektordrüsen zu entlasten.

Eine große Bedeutung haben gelbliche Farbstoffe der Pflanzen, die sogenannten Isoflavone, die den Pflanzen vor allem zur Abwehr von schädlichen Mikroorganismen dienen. Beim Menschen tritt die chemische Ähnlichkeit mit unseren Nebennieren- und Geschlechtshormonen so stark hervor, dass sie auf uns zur Gänze eine anregende, stärkende Wirkung ausüben und damit auch unsere Effektordrüsen unterstützen können.
Das ist besonders eindrucksvoll bei einem der schwierigsten hormonellen Regelungsvorgänge, nämlich dem Zyklus der Frau: dem monatlichen Hervorbringen des Eisprungs, dem Fruchtbarmachen der Gebärmutterschleimhaut, ihres Abstoßens und Erneuerns. Hier ist es erstaunlich, wie stark beispielsweise Rotklee bei manchen Frauen das Kopfhaar füllig machen, die Haut und die Schleimhäute befeuchten, die Lust steigern, den Eisprung fördern und in hoher Dosierung sogar wie die Pille wirken kann: alles Effekte, die von Östrogenen ausgelöst werden. Bekannt geworden ist hier auch Diosgenin, das gestagenhaltige Öl der Wilden Yamswurzel, das außerdem im Bockshornklee enthalten ist und auch vom Spargel und der weißen Zwiebel gebildet wird, um Pilzbefall zu bekämpfen und Viren abzuwehren. Beim Menschen steigert es häufig die Bildung von Progesteron, von Testosteron sowie von Cortison und anderen Glucocorticoiden. Selbst Östrogene können daraus entstehen.

Wie allerdings eine Pflanze und ihr Extrakt bei einem einzelnen Individuum wirken werden, lässt sich nicht ganz leicht vorhersagen. Alle pflanzlichen Botenstoffe sind chemisch ähnlich, aber

nicht bioidentisch für den Menschen, und es gibt teilweise bekannte und teilweise unbekannte Faktoren, die das individuelle Ansprechen mitbeeinflussen. Das heißt deshalb auch: Man sollte verschiedene Pflanzen aus dieser Gruppe, die infrage kommen, persönlich prüfen, indem man sie über einen Zeitraum von wenigstens drei Wochen einnimmt und die Effekte, die sie auf das eigene Hormonsystem erzielen, möglichst unter Nutzung eines Beschwerdetagebuchs und der Körpertemperatur misst.
Eine weitere wichtige Gruppe von hormonähnlichen Stoffen aus Pflanzen, die hier für die Anwendung in Betracht kommen, sind die in Leinsamen, Sesamsamen, Baldrianwurzel, Taigawurzel und Schisandra enthaltenen Lignane, die beim Menschen vor allem östrogenartige Wirkung entfalten.
Wir können unser Hormonsystem also zunächst mit pflanzlichen Stoffen unterstützen, die hormonartig auf uns wirken. Die Arbeit des menschlichen Stoffwechsels, aus diesen Hormonvorstufen aktive Hormone herzustellen, ist bei den meisten Menschen geringer als die Neubildung der Hormone aus dem Cholesterin, das über die Nahrung aufgenommen wird. Diese Arbeitserleichterung bei der Hormonbildung führt zur Schonung der Drüsen und erlaubt es ihnen, sich zu erholen.

Wichtige hormonbildende Pflanzen

- Pflanzen des Waldbodens
- Leinsamen
- Sesamsamen
- Baldrianwurzel
- Taigawurzel
- Schisandra
- Yamswurzel
- Bockshornklee

Modulatoren

Als zweite Gruppe unter den »Adaptogenen« finden sich Pflanzen, die die Reaktion des Menschen auf Stress über hormonunabhängige Faktoren im Gehirn herabmindern und damit verhindern, dass dieser zur Überlastung der Funktion der Hormondrüsen führt. Diese Pflanzen greifen zentral an und können so im Gehirn die Stressreaktion im limbischen System und dem Locus coeruleus dämpfen. Damit verhindern sie, dass über den Hypothalamus an die Hypophyse und von dort an die drei großen Hormondrüsen Schilddrüse, Nebenniere und Eierstock aktivierende Impulse erfolgen. Hier haben russische Forscher gezeigt, dass die beruhigende, harmonisierende, die Stressbelastbarkeit erhöhende Wirkung von Ginseng, Taigawurzel und Rosenwurz hauptsächlich über diese Achse erfolgt und sehr wahrscheinlich Neurotransmitter wie Dopamin, Serotonin und Noradrenalin daran beteiligt sind. Zusätzlich haben Pflanzen dieser Gruppe der Adaptogene eine leichte androgene Wirkung, das heißt, sie steigern die Bildung von männlichen Geschlechtshormonen im Körper.

Auch die Schlafbeere (Withania, Ashwagandha), deren Name sich davon ableitet, dass sie abends schlafördernd wirkt, ist androgen wirksam, aber hier treten Beobachtungen indischer Forscher hinzu, denen zufolge selbst die Bildung von Schilddrüsenhormonen und anderen Nebennierenhormonen dadurch angeregt wird.

Die wichtigsten adaptogenen Modulatoren

- Ginseng
- Taiga
- Rosenwurz
- Schlafbeere

Stimulatoren

Eine bekannte androgene Wirkung hat auch Maca, das leistungs- und potenzfördernde, aphrodisierende Heilmittel der Inkas, ebenfalls bekannt als »Königsmahlzeit«. Es schmeckt süß und enthält viele Kohlenhydrate, Vitalstoffe und einen großen Anteil an Androgenen. Zusätzlich aber wirkt es nicht nur belebend, sondern auch aufputschend und kann das Einschlafen verhindern. Es rückt dadurch in die Richtung der Aufputschmittel – stimulierende Pflanzen, die wir als Genussmittel einsetzen, um länger durchhalten zu können, die aber Suchtpotenzial haben und langfristig angewendet in der Wirkung umschlagen, sodass sie eher Müdigkeit und Erschöpfung bewirken können. Man kennt diese anregende Wirkung von verschiedenen Pflanzen, die wir als Genussmittel einsetzen, insbesondere Kaffee, Tee, Grüntee. Sie beleben zwar, doch sie üben auch Stress auf Hormondrüsen aus und können langfristig sogar das Hormonsystem erschöpfen.

Außerdem haben diese Pflanzen neben der belebenden Wirkung oft unerwünschte Nebenwirkungen, wie beispielsweise der Entzugskopfschmerz bei verringertem Kaffeekonsum, der eine dauerhafte Neigung zu Kopfschmerzen zur Folge haben kann, oder Schlafstörungen durch Maca, die anhaltend sein können. So gesehen brauchen wir, wenn wir diese Pflanzen einsetzen wollen, eine Strategie, wie stark und wie lange sie zur Anwendung kommen sollen.

Die wichtigsten adaptogenen Stimulatoren

- Kaffee
- Tee
- Grüntee
- Maca

Ausgleichende Adaptogene

Schließlich gibt es Pflanzen, von denen bekannt ist, dass sie den Abbau bestimmter Botenstoffe in unserem Körper verzögern, sodass deren Bioverfügbarkeit im Körper angehoben wird. Sie hemmen also Enzyme, die den Abbau der Hormone und Botenstoffe bewirken. Bekannt geworden ist hier im Besonderen die Monoaminooxidase, die Amine unter den Hormonen reduziert, also im Grunde genommen vor allem Botenstoffe des Zentralnervensystems wie Adrenalin, Noradrenalin, Dopamin, Serotonin und Melatonin, im eingeschränkten Maße aber auch die jodhaltigen Schilddrüsenhormone. Monoaminooxidase-Hemmer haben deshalb Einzug in die Gruppe der medikamentösen Antidepressiva gefunden, aber sie stärken auch die Funktion des Nebennierenmarks.

Des Weiteren gibt es Hemmer für die Steroid-5β-Reduktase wie die Süßholzwurzel. Sie behindern den Abbau von Cortison, Aldosteron und anderer Nebennierenhormone, wodurch diese länger biologisch verfügbar bleiben. Auf lange Dauer und in hohen Mengen angewandt kann diese Hemmung des Abbaus von Aldosteron und anderer Mineralcorticoide Bluthochdruck und Kaliumverlust bewirken. Es ist das aber eine reine Dosisfrage. Bei Menschen mit Nebennierenschwäche ist der Blutdruck ja niedrig und die Kaliumausscheidung gestört, sie profitieren sehr stark, wenn die Steroid-5β-Reduktase blockiert wird. Es wird auch der Abbau von Progesteron und Androgenen reduziert, was sich gerade in heutigen Zeiten sehr günstig auswirkt, wo aus der Kunststoffindustrie Stoffe auf uns einwirken, die den Östrogenstoffwechsel anfeuern, wodurch eine Überschusssituation entsteht. Diese kann effektiv durch natürliche Mittel wie die Einnahme der Süßholzwurzel (in Form von Tee, Pulver oder Lakritze) ausgeglichen werden.

Auch diese Pflanzen wirken also adaptogen, indem sie eine schwache Drüsenleistung ausgleichen können, was auf die

Funktion aller Drüsen entlastend wirkt und die Gesamtleistung steigert.

Die wichtigsten ausgleichenden Adaptogene

- Süßholzwurzel
- Ashwagandha
- Astragalus
- Reishi

Hormonie-Erfahrung über die Befreiung des Atems und der Stimme

Eine weitere Maßnahme, die jeder Hormondrüse zugutekommt, ist die Befreiung des Atems. Damit Ihre Hormone fließen können, muss Ihre Atmung frei sein. Man kann über die Atmung und über Klänge und Schwingungen, die über die Stimme erzeugt werden, gezielt Hormonausschüttungen auslösen. Die Befreiung der Atmung ist besonders wichtig in der weitverbreiteten Situation, in der eine Schilddrüsenentzündung die nächstgelegenen Organe beeinträchtigt, wozu im Besonderen der Kehlkopf und die Stimmbänder gehören. Wenn man mit der Stimme Schallwellen erzeugt, ist das eine Art Vibrationsmassage. Diese regt die Durchblutung der Schilddrüse an und verbessert den Lymphabfluss aus der Schilddrüse. Besonders das Summen kann hier spürbare Erschütterungen im Bereich der Schilddrüse und ihrer Umgebung hervorrufen und damit die Vitalität steigern und Heilungsprozesse anstoßen.

Noch bedeutsamer ist die Auswirkung von Klang auf das Hormonsystem im Gesamten. Man kann mit der Stimme Klänge erzeugen, singen und damit Hormonflüsse im Bereich des Gehirns, der Nebenniere, des Darms anregen, die die Schilddrüse entlasten. Durch die Ausschüttung von Glückshormonen, insbesondere Dopamin und Endorphinen, verbessert sich unsere Wahrnehmung der Realität. Es konnte in Studien nachgewiesen werden, dass man mit Klängen auch das Stresshormon Cortisol senken und damit über die Schonung der Nebennierenfunktion das Hormonsystem entlasten kann.

Es gibt zwei wichtige Hilfsmittel bei der Anwendung von Klängen: die Klangschale und Stimmgabeln.
Klangschalen sind in Asien weitverbreitet als Klangkörper bei spirituellen Zeremonien. In China ist das Metall ein eigenes Element, das bei allen Heilanwendungen Bedeutung hat. Deshalb ist es bedeutsam, welche Metalle in welcher Zusammensetzung bei der Herstellung von Klangschalen verwendet werden. Es ist eine langwierige Handarbeit in zum Großteil geheimen Herstellungsverfahren mit dem Ziel, verschiedene Körperstrukturen mit dem Klang gezielt erreichen und stärken zu können. Der Klang soll rein sein und angenehm; die Klangfarbe, Tonhöhen und Lautstärke haben große Bedeutung in Bezug auf die medizinische Wirkung. Klangschalen dienen dazu, über Klang Vibrationen in den Chakren, den Energiezentren des Körpers, hervorzurufen und diese mit Lebenskraft aufzuladen, zu aktivieren. Drüsengewebe besteht zu über 90 Prozent aus Wasser, deshalb hat hier Klang eine besonders intensive Wirkung über tonwellenartige Schwingungen.
Bei der Schilddrüsenmassage wird eine Klangschale, deren Grundton dem Übergangston von Bruststimme zu Kopfstimme nahekommt, vor den Hals gehalten und mit der Stimme derselbe Ton zur Klangschale erzeugt, wodurch die Schwingungen im Hals-Chakra, das die Schilddrüse birgt, zunehmen. Bei der Nebennierenmassage können in Bauchlage kleine Klangschalen auf den unteren Brustkorb in unmittelbarer Nähe der Nebennieren aufgesetzt werden, deren Grundton dem angepasst ist, der bei Bruststimme unter Singen des Vokals A beson-

ders diese Region in Vibration bringt. Wieder ist hier die Klangwirkung in den Nieren, die stark wasserhaltig sind, und den Nebennieren, die zu über 90 Prozent aus Wasser bestehen, besonders intensiv. Ein sanftes Antönen oder die Schwingung, die durch kreisrundes Anklingen der Klangschalen entsteht, kann hier große Heilwirkung entfalten.
Stimmgabeln können direkt auf feste Strukturen, besonders Knochen, aufgesetzt werden und führen zu einer intensiven Schallwellenausbreitung von der Stimmgabel aus in die feste Struktur. Man kann auf diese Weise den gesamten Brustkorb zur Vibration bringen in Situationen, wo man energetisch das Herz-Chakra aktivieren möchte. So lässt sich bei einer sehr hart gewordenen, großen Schilddrüse mit einem harten Knoten direkt eine Stimmgabel aufsetzen, wodurch die Durchblutung im Gewebe erhöht und der Abbau von Narben gefördert wird. Zum Gebrauch von Stimmgabeln ist es sinnvoll, ein entsprechendes Seminar zu besuchen, auch weil nicht alle Übungen alleine umgesetzt werden können. Kontaktadressen finden Sie im Anhang.

Zum Klang gehört auch die Atmung. Eine hormonelle Dysbalance beeinflusst den Atem, und über den Atem kann man umgekehrt eine Harmonisierung von Hormonflüssen erreichen. Ein Großteil der Menschen atmet zu stark in die Brust, ihr Körperstamm wirkt hier wie ein Korsett, und das Zwerchfell, in dessen direkter Nachbarschaft sich die Nebennieren befinden, bleibt starr. Auch diese energetische Blockade mindert die Funktion der Nebennieren. Der Sympathikotonus steigt, das macht Stress und bewirkt eine erhöhte Anspannung bis hin zur Angstbereitschaft. Gelingt es uns aber, das Zwerchfell über eine vertiefte, befreite Bauchatmung wieder schwingen zu lassen, erhöht das auch den Tonus des Parasympathikus, der als Gegenspieler des Sympathikus beruhigend, stresslösend wirkt und damit die Nebenniere schont.

Eine Atemübung

- Für den Atem gibt es eine einfache einleitende Übung, die über die Förderung und Verlängerung der Bauchatmung die Nebennierenfunktion befreit und damit stresslösend wirkt.
- Setzen Sie sich einmal täglich aufrecht hin, legen Sie eine Hand auf den Bauch und nehmen Sie die Atembewegung bewusst wahr, das Kommen und Gehen des Atems als eigenen Rhythmus, den Sie zulassen, auch die Atemruhe dazwischen, bevor die nächste Einatmung von selbst eintritt.
- Lassen Sie nun als Nächstes zu, dass der Atem mehr und mehr auch in den Bauchraum fließt, den Bauch vorwölbt und für die Hand stärker fühlbar wird. Spüren Sie, wie der Atem sich überall im Bauch ausbreitet.
- Summen Sie nun als Drittes einen tiefen Ton, der bis in den Bauch geht und ihn zum Schwingen bringt. Durch das Summen verlängert sich die Ausatmung. Das ist gut, und Sie werden sehen, dass Sie von Tag zu Tag und Woche zu Woche eine längere Ausatmung bekommen werden.

Hormonie-Erfahrung durch Massagen mit heilsamen Ölen

Zu guter Letzt können Sie auch durch Massagen Ihre Hormondrüsen stimulieren und zur Ausschüttung bestimmter, für Sie wichtiger Stoffe bringen. Das Wort Massage stammt aus dem Arabischen und bedeutet »berühren, betasten«. Es handelt sich hier um einen Begriff für verschiedenste Formen der Berührung, des Streichens, Streichelns, Knetens und Drückens, die zu Heilzwecken eingesetzt werden.

Für die Hormonmassage stehen uns hier erstens zarte, sanfte, schonende Techniken zur Verfügung, die direkt auf die Drüse oder ihre unmittelbare Umgebung einwirken und die berücksichtigen, dass Drüsengewebe prinzipiell weich und empfind-

sam ist, und das umso mehr, wenn es von einer Entzündung betroffen ist. Es ist ein Berühren und Streicheln der Hormondrüse, mit dem die Durchblutung angeregt, der Lymphfluss in Gang gesetzt werden soll und somit der Abbau von Entzündungsfaktoren gefördert wird.
Zweitens gibt es intensivere Stimulationen, bei denen mehr Kraft angewandt und auch gezielt Druck ausgeübt werden kann und die als Fernmassage durchgeführt werden. Dies bedeutet, sie werden an Stellen des Körpers ausgeführt, die mit den Hormondrüsen reflektorisch in Verbindung stehen. Es gibt zwei Arten von Fernmassagen. Zum einen findet sie über Hautareale statt, die mit verschiedenen tiefer liegenden Strukturen in Verbindung stehen und wo eine sanft streichende Technik zur Anregung zum Einsatz kommt. Diese Herangehensweise eignet sich besonders zur Linderung und Herabregelung von entzündlichen Schwellungen und bei Übererregtheit von Hormondrüsen, die von Entzündung oder durch Knoten aufgequollen sind und bei denen Zellen durch den hohen Gewebsdruck zu zerfallen drohen. Die Hautstimulation eignet sich besonders bei Drüsenreizungen. Die zweite Technik ist die Akupressur, durch die über Drücken, Reiben, Kneten oder Klopfen von Punkten auf Energiebahnen, den sogenannten Meridianen, die Bildung und Ausscheidung von Hormonen sowie die Durchblutung und Zellneubildung in den Drüsen angeregt werden. Die Akupressur eignet sich besonders bei Drüsenschwächen.

Zur Massage werden Öle eingesetzt, die den Hautwiderstand mindern und eine sanftere und effektivere Berührung ermöglichen. Wenn man die Reflexzonen der Haut, die mit Hormondrüsen in Verbindung stehen, mit einem bestimmten Öl konfrontiert, kann man die medizinische Wirkung des Öls auf diese Hormondrüse verstärken. Über Schleimhäute ist dieser Effekt noch stärker zu verzeichnen. Auch über den Duft können die Wirkstoffe in den Körper gelangen und sich dort entfalten. Düfte werden von allen Körperzellen wahrgenommen als Signalstoffe, die sich den Zellen mitteilen und Reaktionen auslösen.

Ich führe in diesem Buch einzelne Öle an, deren medizinische Wirkung schon erkannt und beschrieben wurde, erwähne aber auch die Zuwendungsöle, die ich gemeinsam mit der Apothekerin Barbara Katanic für Schilddrüse, Nebenniere und Geschlechtsdrüsen entwickelt habe. Sie sind Mischungen einzelner effektiver Öle mit dem Ziel, deren Wirkungen zu bündeln; dabei wurde auch auf eine gute Streichfähigkeit, ein möglichst gutes Einziehen in die Haut, auf den Duft und die Haltbarkeit geachtet. Die Bezugsquellen finden Sie im Anhang.

Die Bedeutung der Körpermeridiane bei der Hormonmassage

An dieser Stelle können wir nun mit der eigentlichen Hormonie-Erfahrung durch Massagen mit heilsamen Ölen beginnen. Lassen Sie sich darauf ein, spüren Sie, was in Ihnen dadurch ausgelöst wird, prüfen Sie die Nützlichkeit, und wenn diese gegeben ist, fangen Sie an, diese oder andere Übungen in Ihren Alltag zu integrieren. Die hier beschriebenen Übungen entstanden aus der Erfahrung, die wir mit Menschen mit hormonellen Dysbalancen gemacht haben, und nutzen dabei Techniken verschiedener Massagemethoden unter Einbeziehung asiatischer Konzepte, in denen besonders auf energetische Zusammenhänge geachtet wird.

Eine große Bedeutung haben hier die sogenannten Meridiane. Es sind Energielinien, die sich von der Mitte des Scheitels ausgehend herab über den gesamten Körper bis in die Spitzen der Finger und Zehen ziehen. Aus der Akupunktur und Akupressur wissen wir, dass die Reizung eines Meridians an einer Stelle eine Wirkung an einer ganz anderen Stelle auslösen kann, die auf dem gleichen Meridian liegt. So kann es sein, dass eine

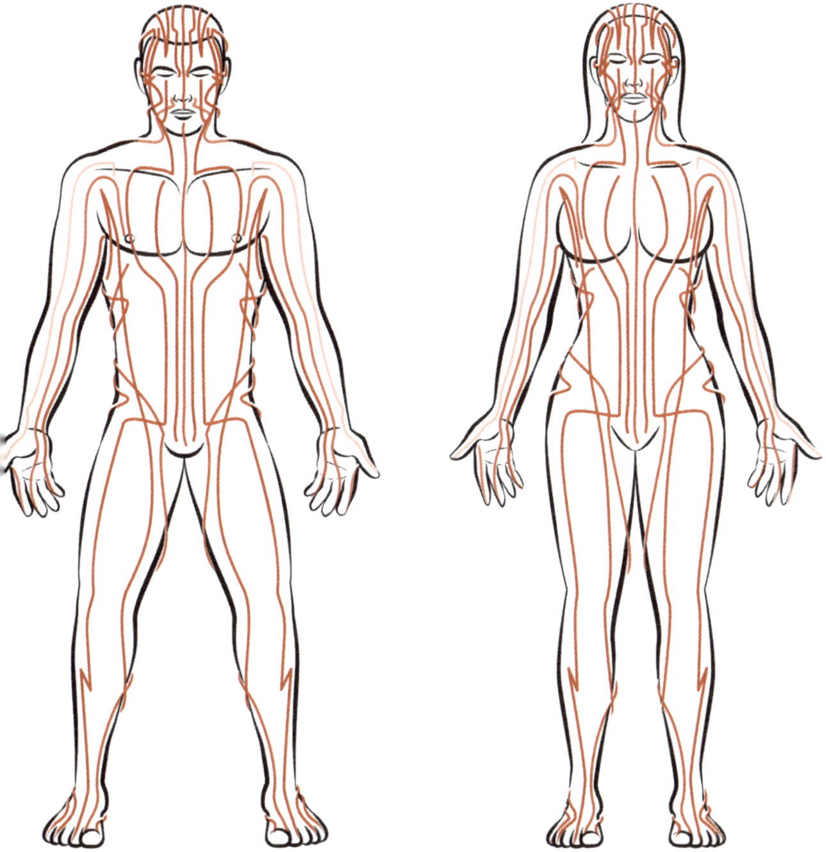

Die Körpermeridiane

effektive Akupressur am Schädel einen Schmerz in der Ferse auflösen kann oder der Druck auf den Daumenballen die Schilddrüse aktiviert. Die Wirkung auf einzelne Hormondrüsen wollen wir hier gezielt nutzen.

Ein weiterer wichtiger Zusammenhang sind die sogenannten Reflexzonen der Haut, über die tief liegende Strukturen des Körpers erreicht werden können. Erkrankungen eines Organs im Körperinneren können so an der Oberfläche spürbar werden, und umgekehrt führt die gezielte Stimulierung des dazugehörigen Hautareals zu heilenden Wirkungen, die in die Tiefe dringen und verwandte Strukturen erreichen. Auch hier gibt es mittlerweile gute Erkenntnisse über die vorliegenden Verbindungen, die wir zur Hormonmassage nutzen wollen.

Beginnen wir mit einer allgemeinen Massagetechnik, die über die Stimulation der Kreuzungsstelle von Leber- und Milzmeridian am Unterschenkel eine anregende Wirkung auf die Nebenniere ausübt und uns damit Energie und positive Gefühle vermittelt.

Massagen und Stimmanwendungen zur allgemeinen Hormonstimulation

Morgengruß

Diese Übung können Sie auch direkt nach dem Aufstehen durchführen. Sie setzen sich im Schneidersitz hin, sodass Sie bequem mit der Hand an die Innenknöchel kommen. Sie summen den tiefsten Ton, den Sie hervorbringen können, und lassen diesen möglichst bis in die Tiefe des Unterbauchs vordringen.

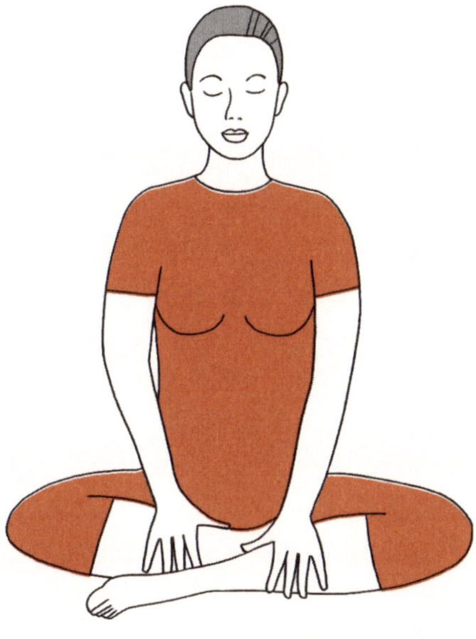

Massieren Sie fünf Minuten lang auf jeder Seite mit der flachen Hand das Gebiet eine Handbreit über dem Innenknöchel auf der Unterschenkelinnenseite. Dort liegt eine bedeutsame Kreuzung von Milz- und Lebermeridian, die für den Energiefluss durch die Geschlechtsdrüsen, die Nebennieren und die Schilddrüse verantwortlich ist. Diese Zone ist auch eine Hautreflexzone, über die Sie die Schilddrüsenaktivität steigern können. Die Berührung und sanfte Massage dieser Zone geht über die Steigerung der Kraft der Geschlechtsdrüsen und die Hebung der

Aktivität der Nebenniere so weit, dass ein Energieimpuls in die Schilddrüse wirkt. Benutzen Sie für die Massage Jasminöl, es wirkt anregend, aphrodisierend und seelisch ausgleichend.
Das Summen hat mehrere fördernde Wirkungen auf den Hormonfluss. Zusammen mit der tiefen Klangfrequenz ruft es kleine Erschütterungen in der Tiefe des Körperstamms hervor und regt damit den Fluss der Lebensenergie an, die über den tiefsten Energiewirbel aufsteigend die anderen Energiewirbel erfasst. Die Verlängerung der Ausatmung beim Summen regt die Nebennierenfunktion an, wodurch die Schilddrüse einen morgendlichen Weckruf erhält und ausreichend Hormone für den Tag bereitstellt.

Abendruhe

Es kommt häufig vor, dass die Anstrengungen des Tages zu groß waren und die Möglichkeiten des Hormonsystems überfordert haben. Auf der Ebene der Hormondrüsen heißt das meistens, dass ein Defizit in den Nachmittagsstunden zu Müdigkeit und Erschöpfung geführt hat, bevor die Nebenniere untertags in Hormonproduktion geht. Dies ist eine Störung des normalen Biorhythmus, mit dem Resultat, dass nach einem Energieeinbruch nach 18 Uhr wieder mehr Kraft entsteht, man sich teilweise sogar aufgeputscht fühlt und Schwierigkeiten hat, zur Ruhe, ins Bett und in den Schlaf zu kommen. Auf diese Weise verschiebt sich dann das Schlafintervall mehr und mehr in die Nachtstunden. Die Zwänge des Alltags aber führen dazu, dass man trotzdem morgens aufstehen muss und dadurch gerade jene für die Erholung und das Auftanken der Hormondrüsen wichtigen Tiefschlafstunden versäumt. Mit dieser Dynamik sind dem Auftreten eines Erschöpfungssyndroms, eines Burn-outs, die Grundlagen gelegt. Um das zu vermeiden, ist eine Übung hilfreich, die einem dabei hilft, abends in die Ruhe zu finden und die Bedingungen für ein leichtes Einschlafen und gutes Durchschlafen zu schaffen.

Die folgende Übung kann man auch ohne Öl durchführen, als Atemübung in Verbindung mit Massage und Erschütterungsbewegungen. Sollten Sie ein Öl benutzen, muss der Oberkörper frei sein.
Sie setzen sich aufrecht auf die Bettkante oder einen bequemen Stuhl. Als Massageöl eignet sich hier besonders Zirbenöl, ein Öl aus der Zirbelkiefer, denn es senkt den Herzschlag, beruhigt und erhöht die Einschlafbereitschaft.
Sie beginnen als Erstes am autonomen Nervensystem der Schilddrüse und fahren hier die Anspannung herunter, indem Sie den Tonus des Nervus parasympathikus steigern und den des Nervus sympathikus senken.

Sie benetzen die Spitze des Zeigefingers mit dem Zirbenöl, schließen die Augen und streichen mit der Spitze des Zeigefingers von der Nasenspitze auf den Nasenrücken nach oben bis zur Nasenwurzel. Unwillkürlich atmen Sie dabei ein. Wiederholen Sie diese Übung zehnmal.

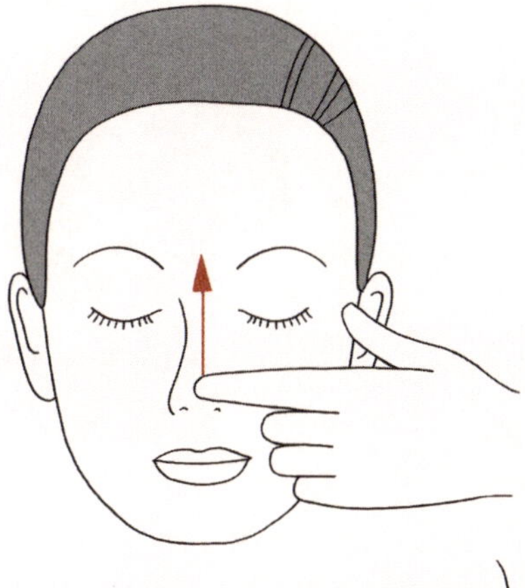

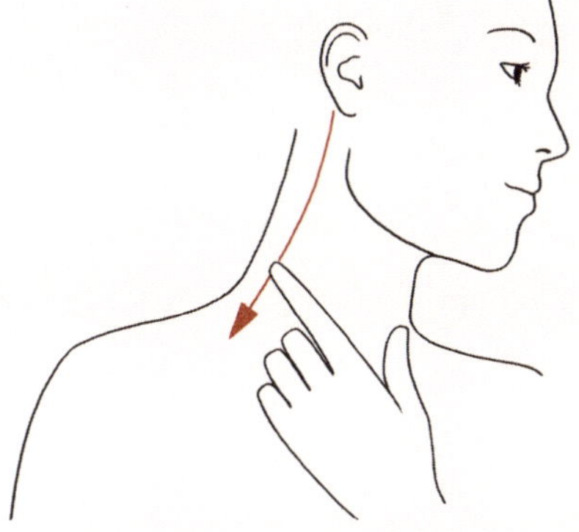

Danach streichen Sie abwechselnd zehnmal sanft seitlich am Hals von der weichen Stelle hinter den Ohren bis zum Schlüsselbein hinab.

Nach dieser Übung nehmen wir als Zweites die Anspannung aus den Nebennieren. Sie benetzen die linke Hand mit Zirbenöl, setzen sich aufrecht hin, legen die flache Hand auf den Oberbauch, atmen tief ein und singen mit Bruststimme lang gezogen ein offenes A, das die Hand leicht zur Erschütterung bringt. Sie stellen sich vor, wie sich der Brustkorb und das Herz beim Einatmen weiten und beim Ausatmen die Atemenergie in den Bauch hinabwandert und ihn durch den unteren Körperstamm verlässt.

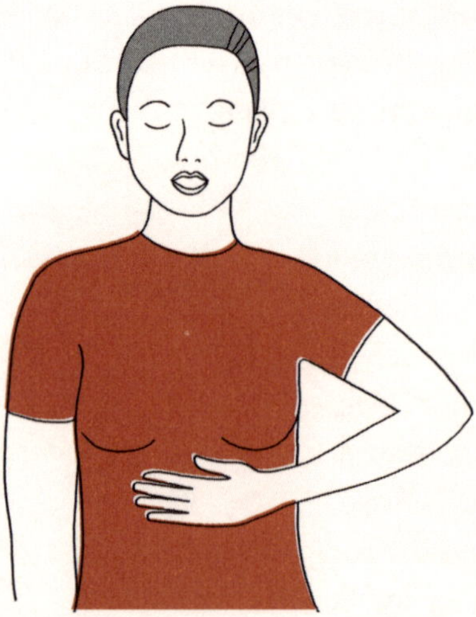

Wiederholen Sie den ersten und zweiten Teil der Übung zweimal und legen Sie sich danach zum Schlafen hin.

Hormonie-Maßnahmen für die einzelnen Drüsen

Kommen wir nun zu den Möglichkeiten, wie sich Hormonflüsse in einzelnen Drüsen ganz gezielt anregen, stärken und regenerieren lassen. Diese Maßnahmen können in vielen Fällen die üblicherweise sonst zur Therapie vorgesehenen Hormongaben ersetzen bzw. minimieren oder auch unterstützend zur Hormontherapie eingesetzt werden. Alle im Folgenden ausführlich vorgestellten Maßnahmen sind in Eigenregie anwendbar. Zur besseren Orientierung im Text sind die begleitenden Selbsthilfemaßnahmen für jede einzelne Drüse hier immer nach dem gleichen Schema aufgebaut:

- Stimmübungen und die Anwendung von Klängen für einzelne Drüsen
- Die Stimulation von Reflexzonen einzelner Drüsen in der Haut durch sanfte Berührung
- Meridiantherapie einzelner Drüsen durch gezielten Druck mit der Fingerspitze oder einem Massagestift
- Hormonmassagen
- Adaptogene Pflanzen, die einzelne Hormondrüsen aktivieren und die Bildung einzelner Hormone fördern
- Knospentherapie (Gemmotherapie), bei der man pflanzliche Hormone einsetzt, die aus Knospen gewonnen werden
- Rezeptfreie Einzelhormone
- Hormonersatz mit Extrakten von Schilddrüse, Nebenniere, Hoden, Steuerdrüsen

Die Steuerdrüsen

In seltenen Fällen sind die Impulse der Steuerdrüsen auf Schilddrüse, Nebennieren und Gelenksdrüsen zu schwach, und es hilft, die Aktivität der Steuerdrüsen anzuregen.
In der Voranalyse klagen Sie als Betroffene/r häufig über Funktionsstörungen des Gehirns: Vergesslichkeit, Watte im Kopf, Denkstörungen, Wortfindungsstörungen, Wortverwechslungen. Sie leiden an Antriebslosigkeit, Depression, Erschöpfung und haben durchwegs zu niedrige Körpertemperatur.
Im Labor fällt auf, dass vor allem die Steuerhormone der Hypophyse, ACTH, FSH, LH und TSH, niedriger sind, als die Blutspiegel der damit anzuregenden Hormone Cortisol, Östradiol, Progesteron, Thyroxin und Trijodthyronin erwarten ließen.
Die Steuerdrüsen Epiphyse, Hypothalamus und Hypophyse liegen eng beisammen in der Mitte des Schädels, der sie fest umschließt. Dieser besondere Schutz, den die Natur angelegt hat, kann als Hinweis darauf genommen werden, dass jede physikalische Anwendung, sei es Klang oder Massage, gezielt erfolgen und fein dosiert werden muss, um die erwünschte anregende Wirkung hervorrufen zu können.
Eine direkte Massage ist hier nicht möglich, wohl aber kann man außen am Schädel sanfte Impulse setzen. Eine Klanganwendung, bei der Klangschalen oder Stimmgabeln direkt auf den Schädelknochen aufgesetzt werden, ist meist zu grob und wird deshalb gar nicht empfohlen.
Was können Sie also in der Eigenbehandlung tun?

Stimmübungen und die Anwendung von Klängen

Sie können mit Klängen arbeiten, die Ihre Stimme selbst hervorruft. Der höchste Ton, den man mit der Stimme hervorbringen kann, wirkt am stärksten auf die Steuerdrüsen. Es ist die Kopfstimme, die beim Singen ja spürbar den Kopf in Vibration versetzt. Diese selbst gesteuerte Klanganwendung kann nie zu

stark sein und bietet uns Möglichkeiten, allein mit einem freien Singen verschiedener Tonhöhen, alle im Bereich der Kopfstimme, die Wirkung auf die Steuerdrüsen auszuloten.
Sie sehen also zuerst, in welchen Bereich Sie am höchsten singen können, und suchen dann eine Klangschale, die diesen Ton als Grundton oder Oberton aufweist. Dann beginnen Sie ausgehend von niedrigen Tönen, die die Kopfstimme zulässt, sich bis zum höchsten Ton hochzuarbeiten, um diesen mehr und mehr zu verstetigen und klarer hervorbringen zu können.

Stimulation von Reflexzonen der Haut

Sie können die Steuerdrüsen sehr gut über den Gehörgang erreichen. Dieser ist mit vielen Härchen ausgestattet, die beim Einführen und Drehen eines Wattestäbchens erregt werden. Ähnlich stark wirkt die Stimulation der Härchen der Nasengänge mit einem Wattestäbchen. Diese sehr starke Reizbehandlung sollten Sie so zart wie möglich ausführen, denn sie löst intensive Wirkungen aus.
Wenn Sie schon täglich Ihren Morgengruß (s. Seite 95) machen, können Sie dabei sanft die Fersen massieren. Auch das aktiviert die Steuerdrüsen. Die Massage soll die Fersen und die benachbarte Haut bis zum Innenknöchel umfassen.

Meridiantherapie

Das Hautareal, das am stärksten energetisch mit den Steuerdrüsen zusammenhängt, ist die Daumenspitze. Am Endglied des Daumens, körpernah, liegt die Epiphyse, darüber die Hypophyse und an der Spitze das Gehirn, zu dem der Hypothalamus gehört. Das sanfte Zusammendrücken und Kneten des Daumenendglieds ist eine Fernmassage, die sich stimulierend auf die Steuerdrüsen auswirkt.
Alle Fingerspitzen haben eine ähnliche Verbindung, der Daumen die stärkste, aber Sie können auch die anderen Fingerspitzen auf diese Weise abwechselnd stimulieren.

Es gibt noch einige Stellen am Körper, die durch starken Druck energetische Signale auf die Steuerdrüsen ausüben können. Das Zusammendrücken des Endglieds der Großzehe gehört dazu. Sie drücken dabei auf den Innenrand des Nagels auf der Rückseite und die Mitte der Großzehenbeere auf der Unterseite.
Bei Hitzewallungen in der Zeit der Wechseljahre gibt es einen Druckpunkt in der Mittellinie des Unterbauchs, vier Fingerbreit unterhalb des Nabels, den Sie fest drücken, zehn Sekunden gedrückt halten, danach wieder entspannen und noch viermal über zehn Sekunden drücken.

Hormonmassagen

Wenn Sie Schwellungen im Bereich der Augen und eine weiche Schwellung im oberen Nacken im Bereich der Hinterhauptschuppe, also des am Halsübergang gelegenen Teils des Hirnschädels, haben, liegt das häufig daran, dass die Impulse von den Steuerdrüsen relativ zu stark sind.
Diese Art der Schwellung findet man auch häufig bei einer Überdosierung mit L-Thyroxin, wie es viele Menschen erleben. Man findet sie ebenfalls bei Menschen mit Morbus Basedow, wo durch einen Autoantikörper, den TSH-Rezeptor-Antikörper (TRAK), eine Scheinstimulation der Schilddrüse über das Gehirn erfolgt, wodurch eine Schilddrüsenüberfunktion entsteht. Hier ist eine Augenbeteiligung häufig und eine Massage hilfreich.
Häufig gibt es – besonders in den Wechseljahren – einen Östrogenüberschuss, der eine Schwellung von Haut und Unterhaut und weichen Geweben zur Folge hat. Es besteht ein relativer Progesteronmangel. Die Schwellung ruft im Kopf-Nacken-Bereich Verspannungen und Kopfschmerzen hervor.
Durch eine entstauende, den Lymphfluss fördernde Massage kann in all diesen Fällen viel Gutes bewirkt werden, denkt und fühlt man wieder klarer.

Beachten Sie folgende Reihenfolge:

1) Sie streichen von der Nasenwurzel beidseits auf die Jochbeine herab.
2) Sie streichen von der Nasenwurzel nach oben beidseits auseinander in die Stirn.
3) Danach streichen Sie über die Augenbrauen nach außen bis in die Schläfen.
4) Zuletzt streichen Sie mit den flachen Händen auf den Wangen herab.

Wiederholen Sie diese Reihenfolge mehrmals.
Nun geht es an den Nacken. Sie legen beide Hände flach in den Nacken, die Fingerspitzen liegen im Bereich der Hinterhauptschuppe.

1) Sie streichen von der Mittellinie auf beiden Seiten nach außen und üben dabei auf die Nackenmuskulatur eine Querdehnung aus.
2) Sie legen die Handflächen seitlich auf den Hals und schieben die Muskulatur sanft nach oben.

Wiederholen Sie diese beiden Bewegungen fünfmal und starten Sie dann wieder mit der Behandlung der Augenpartie von vorne.

Zur Stimulation der Steuerdrüsen kann man auch sehr gut mit Ölen arbeiten, die man bei der Massage einsetzt. Es ist hilfreich, für die Massage ein Öl zu benutzen, das den Hautwiderstand herabsetzt und die Bewegungen geschmeidiger macht. Es gibt aber auch medizinische Wirkungen, die von Ölen ausgehen und die man nutzen kann, indem man Haut- oder Schleimhautareale damit konfrontiert, in die sie einwirken können.
Besonders die Reizung der Schleimhaut der Nasengänge, die man zur Stimulation der Steuerdrüsen benutzt, kann mit Unterstützung eines passenden Öls noch effektiver werden, von dem man einen Tropfen am Eingang jedes der Nasengänge anbringt und dann einatmet oder auch aufschnupft. Zur Akti-

vierung der Steuerdrüsen eignet sich besonders Zedernholzöl. In wissenschaftlichen Studien hat sich gezeigt, dass es die Epiphyse anregt und den Schlafrhythmus reguliert. Zudem wirkt es beruhigend und angstlösend. Auch Neroliöl und Johanniskrautöl fördern die Melatoninproduktion und wirken beide angstlösend und stimmungsaufhellend.
Eine weitere interessante Arznei ist das Chinesische Reisblumenöl. Es wirkt anregend auf die Serotonin-, Enkephalin und Endorphinproduktion der Hypophyse und des Hypothalamus und kommt überall dort zur Anwendung, wo Depression und Erschöpfung als Zeichen einer Schwäche der Steuerdrüsen bestehen.

Zur Herabregulierung überaktiver Steuerdrüsen und um seelisch in die Ruhe zu kommen, eignet sich besonders Manukaöl. Mit seinen Monoterpenen und Sequiterpenen wirkt es beruhigend auf die Hypophyse, was sich entlastend auf Schilddrüse und Nebenniere auswirkt.
Alternativ kommt die Verwendung von Cannabidiolöl und Lavendelöl infrage. Beide wirken seelisch ausgleichend, erhöhen die Konzentration und sind außerdem einschlaffördernd.

Hormonliberatoren und Hormone

Man kann über eine tryptophanreiche Nahrung, in der beispielsweise reichlich Lachs, Bananen, Nüsse, darunter vor allem Walnüsse, und Feigen vorkommen, die Bildung von Melatonin in der Epiphyse fördern. Milch enthält Tryptophan und auch etwas Melatonin, je nachdem, wann die Kühe gemolken wurden. Weidekühe, die abends oder nachts an die Melkmaschinen angeschlossen werden, liefern in ihrer Milch zum Teil sehr hohe Mengen, bis zur hundertfachen Menge an Melatonin.

Melatonin kann auch als Tablette eingenommen werden und ist in Deutschland bis zu einer Dosis von 1 mg rezeptfrei erhältlich. Diese Dosis, abends eingenommen, sollte ausreichen, um besser ein- und durchschlafen zu können. Dosiert man höher, kommt es oft dazu, dass man früher aufwacht, da die körpereigene Melatoninproduktion zurückgefahren wird.

Einen besonderen Stellenwert hat die Ernährung bei Menschen, bei denen die Hypophyse Prolaktin im Übermaß bildet. Alle gestagen wirkenden Pflanzen, beispielsweise Mönchspfeffer oder Yamswurzelextrakt, können den Prolaktinspiegel senken, ebenso wie progesteronreiche Nahrungsmittel wie Eigelb, Gurke, Hühnerfleisch, Käse, Milch, Schokolade und Süßkartoffeln. Zugleich sollte man Östrogene und östrogen wirkende Nahrungsmittel vermeiden. Dies gilt vor allem für alkoholische Getränke, insbesondere Bier, die eher Prolaktin steigern. Bitterstoffe hingegen, wie sie in Salbei, Schwedenkräutern oder Mutterkraut enthalten sind, können Prolaktin senken.

Knospentherapie

Es handelt sich hier um Mazerate von Pflanzenknospen, Triebspitzen und Sprösslingen, die so etwas wie Stammzellen der Pflanzen darstellen und einen hohen Anteil an Pflanzenhormonen und Wachstumsfaktoren beinhalten. Sie sind besonders dazu geeignet, die Aktivität der Steuerdrüsen zu heben. Man kann Gemmotherapeutika rezeptfrei von verschiedenen Anbietern bestellen. Sie sind flüssig und können in den Mund gesprüht werden, wo sie am besten aufgenommen werden.

Für die Steuerdrüsen eignen sich besonders:

- Gemmoextrakt Quercus robur = Stieleiche: Diese Arznei ist bei allen Formen von Schwäche geeignet und wirkt besonders gut bei Hypophyseschwäche in der zweiten Lebenshälfte mit sexueller Lustlosigkeit und verminderter Stressbelastbarkeit. Sie ist auch im fruchtbaren Alter bei Kinderlosigkeit für Mann wie auch Frau wirksam.
  Dosis: 2 Sprühstöße morgens in den Mund
- Gemmoextrakt Tilia tomentosa = Silberlinde: Bei Ein- und Durchschlafstörungen, Unruhe, Ängste und Nervosität.
  Dosis: 1–3 Sprühstöße abends in den Mund
- Gemmoextrakt Malus sylvestris = Wildapfel morgens und Rubus idaeus = Himbeere abends je 1 Sprühstoß in den Mund bei ausbleibender Regelblutung
- Tribulus terrestris, der Erd-Burzeldorn, beinhaltet Protodioscin, eine Substanz, die die Hirnanhangsdrüse stimuliert.
- Grünlippige Meeresmuschel (Perna canaliculus) fördert die Bildung von Wachstumshormon und wirkt entzündungshemmend.

Rezeptfreie Einzelhormone

Die Hormone von Hypothalamus und Hypophyse sind Eiweiße, weshalb sie in die Blutbahn gespritzt werden müssen, um wirksam werden zu können. Wachstumshormon (Somatropin) und das Antidiuretische Hormon (ADH) werden von manchen Ärzten auf diese Weise verabreicht. Für die anderen Botenstoffe dieser Steuerdrüsen hat man noch keine Anwendung gefunden.

Hormonersatz

Die Firma Biotics Research bietet als Nahrungsergänzungsmittel unter dem Produktnamen Cytozyme-PT/HPT einen Extrakt aus Hypothalamus und Hypophysen von Lämmern an mit einer Tagesdosis von 120 mg (Verzehrempfehlung von drei Kapseln täglich). Damit werden dem Körper die Grundbaustoffe dieser Hirngewebe mitsamt den dort enthaltenen Hormonen angeboten. Allerdings ist hier anzumerken, dass diese Hormone von der Magensäure zerstört werden und deshalb nicht über die Blutbahn aktiv werden können. Es ist eher eine Form der gezielten Nahrungsergänzung und die Konfrontation des Körpers mit einem gesunden Hypothalamus und einer gesunden Hypophyse.

Eine interessante Therapie, die die Stressresistenz insgesamt erhöhen kann, ist die Gabe niedriger Dosierungen von Naltrexon. Mit einer sehr niedrigen Dosis dieses Opiatrezeptorenblockers von 1–4 mg kann man mittelfristig die Ausschüttung von Endorphinen und Enkephalinen am Hypothalamus trainieren und damit durch einen Lerneffekt die Stimmungslage und dadurch auch die Stressresistenz dauerhaft anheben. Diese Therapie ist bei verschiedenen Autoimmunerkrankungen mit zahlreichen Studien erfolgreich auf ihre Effektivität geprüft worden. Sie reduziert auch die Schwere der Krankheitsbilder und die Zahl des Auftretens von Erkrankungsschüben. Besonders geeignet ist sie bei der Hashimoto-Thyreoiditis und dem Morbus Basedow. Naltrexon ist rezeptpflichtig.

Die Schilddrüse

Der erste Schritt für eine Hormonie-Erfahrung mit Übungen besteht bei der Schilddrüse darin, die Stimme wieder mehr dazu zu benutzen, seinen Gefühlen Raum zu geben. Stimme, Kehlkopf und Schilddrüse sind eng miteinander verknüpft, und wenn Sie verstummen, gibt es oft eine energetische Blockade, die über den Selbstausdruck zum Beispiel im Rahmen einer Gesprächstherapie aufgehen kann. Aber auch wieder mehr zu singen hat bei vielen Menschen eine starke energetische Aktivierung hervorgerufen, und sei es nur, indem man einmal in der Woche zum Chor geht oder wieder vermehrt im Auto oder in der Dusche singt oder summt. Viele Menschen haben die Anregung aufgenommen, sich abends eine halbe Stunde Zeit für sich selbst zu nehmen, dabei sanft die Schilddrüse zu massieren und das Singen und Summen in diese Massage einzubauen. Oder eine Klangschale anzureiben und dazu

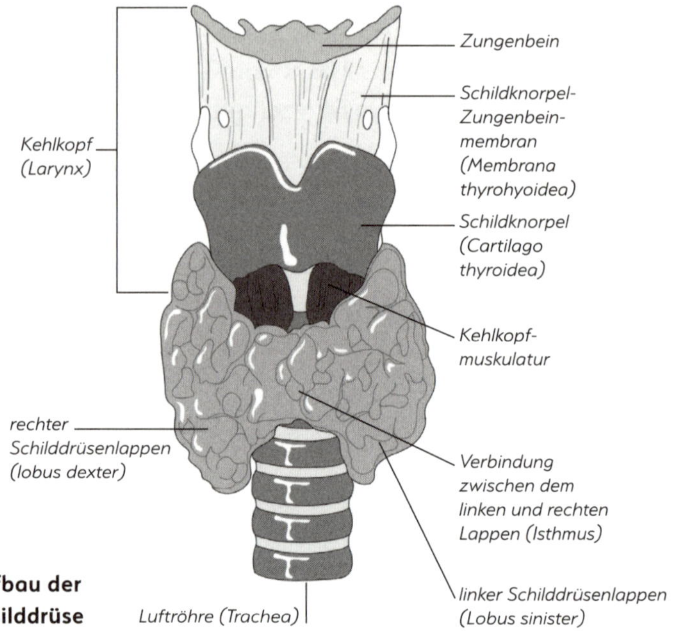

Aufbau der Schilddrüse

zu singen oder zu summen. Wenn Sie differenzierter vorgehen wollen, schildere ich Ihnen nun einige Möglichkeiten, die sich für die Eigenanwendung eignen, aber natürlich auch gezielt im Rahmen eines Seminars zur Hormonie-Erfahrung gezeigt und erlebt werden können.

Stimmübungen und die Anwendung von Klängen

Die Schilddrüse liegt klanglich am Übergang von der Bruststimme zur Kopfstimme, und wo eine in die andere übergeht, wird sie am stärksten erfasst. Bei einem Großteil der Menschen ist es eine brüchige klangliche Stelle. Die Stimme mit Übungen zu verstetigen und diese anfänglich stimmlich unsichere Tonhöhe zu festigen kann die Schilddrüse und ihre Leistungsfähigkeit steigern. Bei der Mehrzahl der Menschen liegt dieser Übergang beim zweigestrichenen D.

Zur Durchführung der Übung benützen Sie eine Klangschale mit dem Grundton D zur Unterstützung Ihrer Stimme. Sie halten die Klangschale vor den Hals, reiben sie an und singen dazu ein offenes A auf der Tonhöhe des zweigestrichenen D. Sie versuchen den Klang zu verstetigen und zu verlängern, indem Sie die Ausatmung mehr und mehr verlängern.

Sie können Grundtöne und Obertöne der Klangschale zum Nachsingen nutzen, um von sicheren Tonbereichen wieder in den brüchigen Bereich der zweigestrichenen D vorzustoßen und sich aus diesem Bereich auch wieder in den sicheren Klangbereich zurückzuziehen.

Wenn Sie auf Kopfstimme den Vokal I singen, spüren Sie eine Vibration der Schilddrüse.

Singen Sie nun den Vokal E mit der Bruststimme in mittlerer Tonlage. Die Vibration hat sich aus der Schilddrüse heraus in die unmittelbare Umgebung verlagert.

Singen Sie abschließend ein geschlossenes U mit der Bruststimme im tiefsten Ton, den Sie erzeugen können. Es ist fast schon ein Summen oder Surren. Sie spüren, wie die Vibrationen auch in die weitere Umgebung der Schilddrüse vorne am Hals vordringen. Sind Sie besonders mutig, versuchen Sie bei dieser Übung den Laut »Schr«, der die stärksten Vibrationen hervorruft – probieren Sie es einfach aus.

Diese Übung, zehn Minuten lang täglich durchgeführt, lockert die narbigen Verklebungen in der Schilddrüse und um die Schilddrüse, die durch Entzündung entstanden sind. Sie hilft bei der Befreiung der Schilddrüse, die sich nach einigen Wochen bis Monaten des Übens wieder frei gegen ihre Umgebung verschieben kann.

An dieser Stelle ein kleiner Einschub: In Alpenregionen gab es früher bei fast jeder Frau (weniger bei Männern) Vergrößerungen der Schilddrüse, den sogenannten Kropf. Es ist wahrscheinlich, dass das Jodeln, das sich in diesen Gebieten als Gesangstechnik etabliert hat, als heilende Maßnahme diente, um den Energiefluss in den harten, drückenden Schilddrüsengeweben zu steigern und einen Gegenpart gegen die Folgen des Jodmangels zu bieten. Wenn Sie jodeln, spüren Sie besonders intensiv die Vibrationen im Hals in der Umgebung der Schilddrüse.

Stimulation von Reflexzonen der Haut

Sie nutzen die Massage der Reflexzonen in Fällen, wo die Schilddrüse entzündet und druckempfindlich ist und eine direkte Massage von Nachteil wäre. So können Sie über die nervale und energetische Verbindung die Durchblutung der Schilddrüse fördern, den Lymphfluss aktivieren und entzündungshemmend einwirken.

Die Schilddrüse nimmt im Daumenballen einen großen Bezirk ein, den man drücken oder auch sanft massieren kann. Außerdem findet man am Grundgelenk des Zeigefingers eine weitere Zone, die die Schilddrüse anregt.

Wenn Sie Ihre Füße in die Massage einbeziehen wollen, streichen Sie zart ein Massageöl auf die Zone oberhalb des Innenknöchels beidseits auf, die Sie schon vom Morgengruß kennen (s. Seite 95). Zusätzlich ist die Zone zwischen der großen und der zweiten Zehe am Fußrücken bedeutsam, auch hier können Sie von der Mitte des Fußrückens aus bis in den Spalt zwischen den Zehen hinein das Öl massieren.

Ziehen Sie bei der Auswahl des Öls Zitronenmelissenöl in Betracht. Wir wissen, dass dieses Öl über seine Auron-Flavonoide die Schilddrüse vor Überreaktionen bewahrt, dadurch beruhigt und auch die Stimmung hebt. Wenn Sie abends die Schilddrüsenmassage und die Reflexzonenmassage machen, dann können Sie einen weiteren Vorteil dieses Öls nutzen: Es hemmt den Abbau von Gamma-Aminobuttersäure (GABA) und wirkt dadurch einschlaf- und durchschlaffördernd.

Meridiantherapie

Die Stimulierung der Energiepunkte durch Akupressur eignet sich vor allem bei Schilddrüsenunterfunktion. Sie wollen durch starke energetische Impulse die Hormonbildung anregen.
Hier können Sie sich die Zone auf dem Daumenballen auf der Handflächenseite vornehmen. Schilddrüse und Nebenschilddrüse sind auf diesem Weg besonders gut mit Akupressur zu erreichen, weil die Impulse hier über die Hand und den Arm direkt in den Hals und das Schilddrüsengewebe wirken können. Dieses Hautgebiet ist ja vom sechsten Halswirbelnerv versorgt, der auch große Bedeutung für die Schilddrüsenversorgung hat.
Ein wichtiger Punkt zur Stimulierung der Schilddrüse bei Unterfunktion liegt außerdem in der Mitte zwischen den Augenbrauen auf der Stirn.
Wie wird der Druck ausgeübt? Sie legen die Fingerspitze auf und drücken so fest, dass es leicht schmerzt, etwa eine Minute lang.

Zur Akupressur eignen sich neben den Fingerspitzen auch spezielle Massagestifte und Akupressurstifte. Diese können von Erfahrenen gezielt auf Akupressurpunkte oder zur Meridiantherapie eingesetzt werden. Wenn man die Fingerspitze benutzt, ist die Wirkung etwas schwächer und diffuser, dafür stellt man sicher, dass der Akupressurpunkt auch stimuliert wird. Man sollte deshalb als Einsteiger zuerst mit der Fingerspitze arbeiten und kann sich im Laufe der Zeit dann – idealerweise durch Schulung – auf eine genauere Anwendung hin einarbeiten.

Hormonmassagen

Die gute Erreichbarkeit der Schilddrüse vorne am Hals wenige Millimeter unter der Haut ist ein starkes Argument für eine direkte Massage. Sie kann ja oft sogar unter den Fingern bewegt und von verschiedenen Seiten massiert werden. Es gibt auch keine andere Hormondrüse, die sich so häufig und so stark entzündet und dabei auch die umliegenden Strukturen erfasst, sodass es bei den meisten Menschen mehr oder minder starke Verklebungen der Schilddrüsenkapsel mit den drei kleinen Muskeln gibt, die vorn an der Schilddrüse vorbeiziehen: dem Musculus sternothyreoideus, der vom Brustbein herauf in die Schilddrüse einstrahlt, dem Musculus sternohyoideus, der eigentlich vom Brustbein herauf an der Schilddrüse vorbei bis zum Zungenbein reicht, das deutlich über der Schilddrüse liegt, und dem Musculus omohyoideus, der vom oberen Rand des Schulterblatts kommend in der seitlichen Halsgrube hochzieht, vorübergehend mit der Schilddrüse Kontakt hat, die sich aber frei gegen ihn verschieben kann, und der dann weiter bis zum Zungenbein aufsteigt und dort seinen Ansatz findet. Wenn dieser Muskel mit der Schilddrüse verklebt, ist die Auswirkung für den Menschen am stärksten. Denn wo die anderen Muskeln durch die Entzündung zu schrumpfen beginnen, sich verkürzen und verhärten und dabei den Hals vorne etwas herabziehen, führt die Entzündung des Musculus omohyoideus dazu, dass das Schulterblatt erhöht und in seiner Bewegung eingeschränkt ist. Das behindert die Atembewegung, führt dazu, dass man brustbetont atmet und dadurch eine Minderaktivität des Zwerchfells bei der Atmung entsteht. Dieser gefesselte Atem und der hohe Muskeltonus in der Brustwirbelsäule bewirken eine energetische Blockade und einen Rückgang der Aktivität der Nebennieren. Gelingt es, den Atem zu befreien und wieder das Zwerchfell für die Atmung zu nutzen, bedeutet das in vielen Fällen eine Stärkung der Nebenniere, was sich wiederum günstig auf die Schilddrüsentätigkeit auswirkt.

Entzündliche Verklebungen am vorderen Hals behindern auch die Beweglichkeit der Schilddrüse selbst. Wieder haben wir es hier mit einer energetischen Blockade zu tun. Bewegungen beim Schlucken oder Sprechen oder Bewegungen des Halses wirken sich ungünstig auf die Schilddrüse aus, da sie nicht frei schwingen kann und das Drüsengewebe dadurch gedehnt und gezerrt wird. Auch das hat eine Minderung der Syntheseleistung und Schilddrüsenfunktion zur Folge. Gelingt es aber, mit einer Massage die Verklebungen zu lösen, und die Schilddrüse kann sich entfalten und frei schwingen, dann kann sie auch ihre Aufgaben wieder besser wahrnehmen und die anderen Hormondrüsen unterstützen und sanft anleiten.

Für die einfache Massage bei leichteren Fällen ohne Verklebungen geeignet sind durchblutungsfördernde, die Hormonflüsse anregende Öle, beispielsweise Rosenöl oder Vanilleöl in Jojobaöl.

Bestehen Narben und Verklebungen, empfiehlt es sich, ein Öl zu verwenden, das die Durchblutung und die Zellneubildung anregt und zugleich entzündungshemmend ist, da ja durch die Massage durchaus Reize und kleine Verletzungen entstehen. Für diese Massage geeignet sind Sanddornfruchtfleischöl oder Rosmarinöl.

Melissenöl hat eine hohe Bedeutung bei einer akuten Entzündung mit Schilddrüsenüberfunktion, wie das etwa oft bei einem akuten Schub einer Hashimoto-Thyreoiditis der Fall ist. Es handelt sich hier um eine scheinbare Überfunktion, denn das Einschwemmen der Schilddrüsenhormone in die Blutbahn ist passiv und tritt bei starker Zerstörung von Zellen auf. Hier muss man, bis das schlimmste Stadium vorbei ist, Schilddrüsenblocker einsetzen, denn die Wirkung der überschüssigen Hormone ist sehr unangenehm. Geht die Intensität der Entzündung zurück, landen Menschen sehr schnell in einer Unterfunktion durch Syntheseschwäche der Schilddrüse. Melissenöl ist entzündungshemmend, wirkt aber leicht bremsend auf die Bildung von Schilddrüsenhormonen und steigert die Serotoninproduktion, was sich beruhigend auswirkt.

Wenn Sie eine starke Entzündung der Schilddrüse haben, aber schon deutlich in der Schilddrüsenunterfunktion durch Ausfall der Drüsenleistung sind, greifen Sie besser zu Rosmarinöl. Es ist viel stärker entzündungshemmend, unterstützt das Immunsystem, steigert laut Studien aber auch drastisch das Denkvermögen und die Gedächtnisleistung. Eine Beeinträchtigung des Gehirns durch Schilddrüsenunterfunktion tritt besonders häufig in akuten Entzündungsstadien auf, insbesondere bei einer aktiven Hashimoto-Thyreoiditis, wo Menschen oft darüber klagen, Watte im Kopf zu haben und nicht mehr richtig denken zu können.

Nach der Massage legen Sie einen entzündungshemmenden Wickel an, um die Wirkung der Massage zu verstetigen. Legen Sie 30 Minuten lang Quark als Wickel auf, oder Sie versuchen Weißkraut, mit dem Nudelholz matschig gemacht, für drei Stunden.

Hormonmassage für die Schilddrüse

Einfache Massage zur allgemeinen Stimulation

Wenn Sie eine weitgehend gesunde Schilddrüse haben, die noch nicht mit der Umgebung verklebt ist, können Sie mit einer einfachen Selbstmassage die Funktion anregen.

Sie liegen auf dem Rücken, der Kopf ruht auf einem Kissen.

Die Schilddrüse besteht aus zwei Lappen oder Flügeln, die durch eine Brücke verbunden sind. Die dickste Stelle der Lappen liegt hinter dem Musculus sternocleidomastoideus, vorne am Hals etwa 1½ Querfinger über dem Grübchen über dem Brustbein und von da weg auf beiden Seiten 1½ Querfinger seitlich der Mittellinie. Die Spitzen der Lappen reichen beidseits bis zum »Adamsapfel« hoch, dem hervorspringenden Teil des Kehlkopfs.

Sie wollen als Erstes den Lymphfluss anregen und von den Spitzen der Lappen bis zum dicksten Teil ausstreifen, von dem die Lymphbahnen dann seitlich nach außen abführen. Die Fingerspitzen streichen dazu auf der Vorderseite des Halses seitlich auf Höhe der Lappenspitzen beginnend zuerst nach unten und dann von der Mittellinie nach außen. Führen Sie diese Bewegung etwa zehnmal durch.

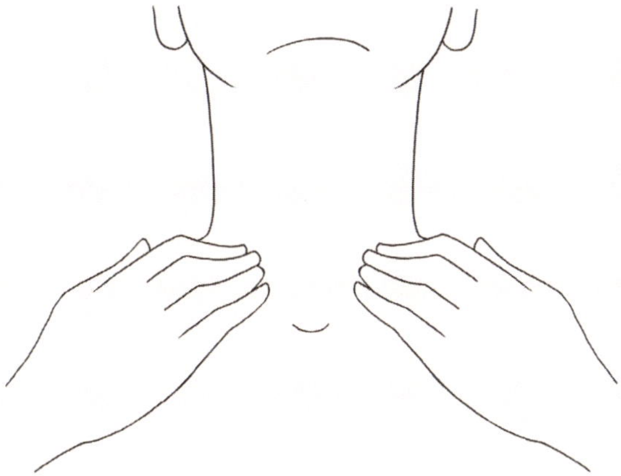

Danach fahren Sie einmal mit den Zeigefingerspitzen unter dem Ohr an der Außenseite des Halses die Lymphbahn bis zum Schlüsselbein hinab, um die Lymphbahn auszustreifen und die Lymphe hinab in den Brustkorb hineinfließen zu lassen.
Diese Übung regt auch den Sympathikotonus in der Schilddrüse an, da Sie den Nervenknoten des Ganglion cervicale superius, das sich knapp unter dem Ohr befindet, dabei massieren. Die Durchblutung in der Schilddrüse steigt und damit die Aktivität der hormonbildenden Zellen.

Einfache Massage bei Verklebungen

Sie wollen die Schilddrüse von ihrer Umgebung lösen. Wenn das gelingt, nimmt sie wieder eine andere Gestalt an. Eine Schilddrüse, die sich entzündet hat, verklebt, sodass das an einen Schmetterling mit ausgebreiteten Flügeln erinnernde Bild sich wandelt: Zuerst gleicht es einem Schmetterling, der die Flügel hängen lässt, zuletzt ähnelt es eher einem Bumerang. Durch eine Ultraschalluntersuchung bei einem Therapeuten Ihres Vertrauens können Sie das Ausmaß der Verklebungen beurteilen lassen und auch genaue Handlungsanweisungen gewinnen, wie die Massage im Detail auszuführen ist.
Wenn das nicht möglich ist, können Sie trotzdem durch sanftes Ziehen mit einer täglichen Massage im Zeitraum von Wochen bis Monaten Bindegewebsfasern lösen und die natürliche Tendenz der Schilddrüse unterstützen, sich wieder von ihrer Umgebung abzugrenzen.
Dazu legen Sie die Kuppen der vier Finger der linken Hand vorn über die Schilddrüse, über die Mittellinie hinaus, so weit, bis Sie den rechten Schilddrüsenrand spüren. Sie krümmen die Finger und halten die Schilddrüse auf diese Weise fest innerhalb der linken Hand. Nun nehmen Sie die Kuppen der vier Finger der rechten Hand und beginnen im seitlichen Halsdreieck scherende Bewegungen nach außen und nach unten vorzunehmen. Sie dehnen den seitlichen Hals nach

außen, sodass es zum Zug an der Grenze zur Schilddrüse kommt. Sie führen diese Dehnbewegungen zehnmal durch, wechseln dann die Seite und machen es auf der anderen Seite ebenso.

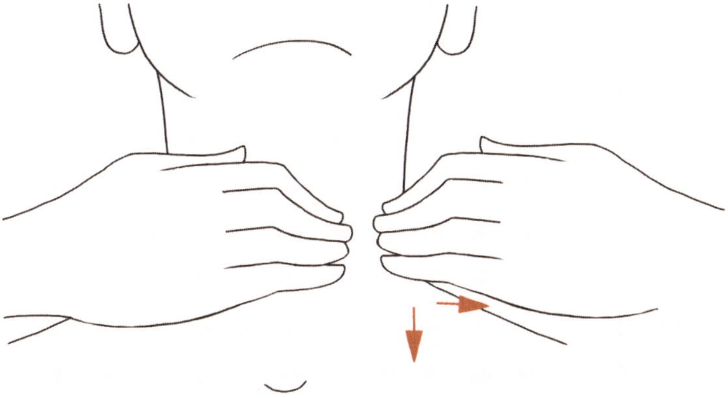

Zur Entspannung führen Sie danach die Massageschritte der allgemeinen Stimulation aus (s. Seite 115), bevor Sie wieder die Dehnungsbewegungen machen. Wiederholen Sie diesen Zyklus noch einmal, dann ruhen Sie nach.

Bewusste Empfindungsmassage

Diese energetisierende Massage eignet sich besonders bei einer druckempfindlichen, akut entzündeten Schilddrüse, wo Sie auch die Umgebung miteinbeziehen, Muskelanspannungen lösen und den Lymphfluss in den umliegenden Geweben aktivieren wollen.
Als Erstes ölen Sie das Gebiet über der Schilddrüse mit sanft streichenden Bewegungen ein. Sie benutzen dabei Weihrauchöl, Kamillenöl, Rosmarinöl oder Johannisbeersamenöl.
Sie wählen bewusst den Zeigefinger, der für das Herz-Chakra steht, und den Mittelfinger, der für das Hals-Chakra steht, für die Massage, denn Sie wollen mit dem Herz die Schilddrüse beim Heilen unterstützen.

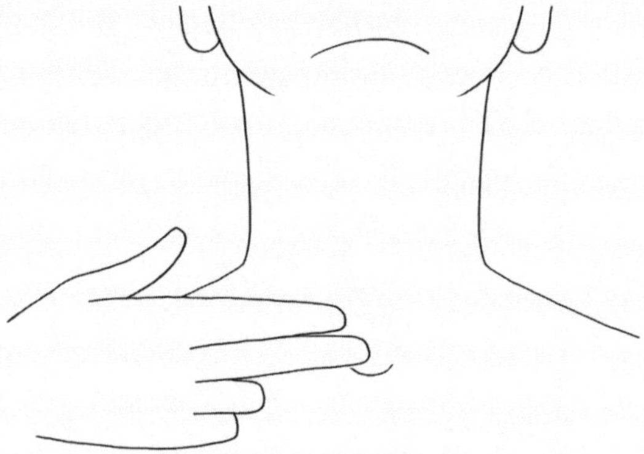

Sie wollen zu Beginn die Schilddrüse aufspüren, um sie zu befühlen und zu empfinden. Nehmen Sie Ihre rechte Hand, beugen Sie den Ringfinger, den kleinen Finger und den Daumen und legen Sie jetzt die Fingerkuppe des Mittelfingers als Querfinger (der Ellbogen des Arms steht waagerecht) in die Mitte des Halsgrübchens. Der darüberliegende Zeigefinger zeigt Ihnen nun die Höhe der Schilddrüse.
Als Nächstes legen Sie den Zeigefinger der linken Hand als Längsfinger an den liegenden Zeigefinger an und gehen 1½ Längsfinger nach außen. Nun befinden Sie sich auf dem linken Schilddrüsenflügel. Beugen Sie nun den rechten Mittelfinger,

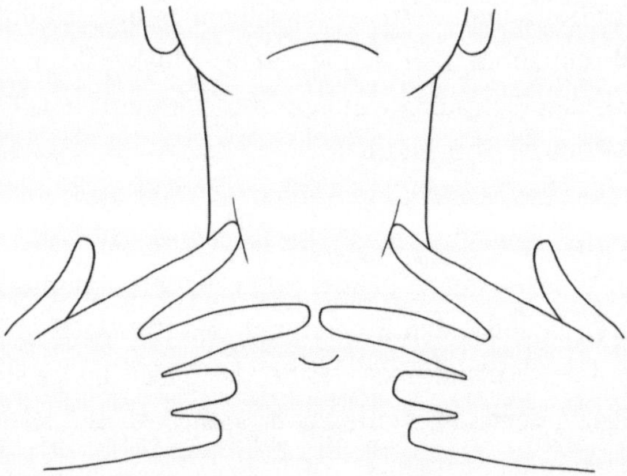

drehen Sie den rechten Zeigefinger längs und gehen dabei ebenfalls 1 ½ Längsfinger nach rechts außen. Nun sind Sie auf dem rechten Schilddrüsenflügel.
Fühlen Sie sich in diese Berührung hinein. Die Finger liegen auf den Außengrenzen der Schilddrüse, und Sie empfinden die beiden Schilddrüsenflügel und die Umrisse der Schilddrüse.

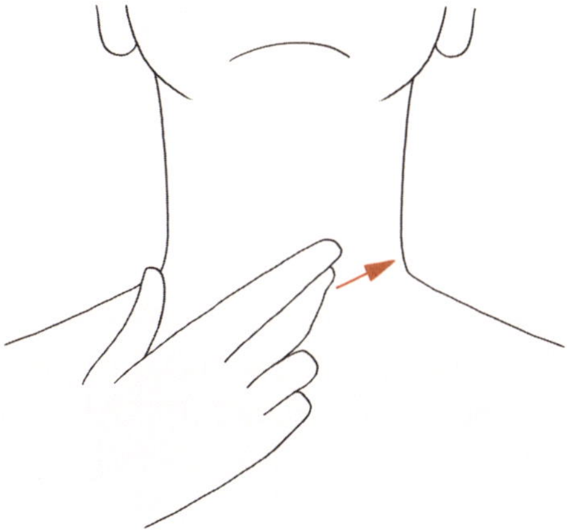

Legen Sie nun den rechten Zeigefinger und den rechten Mittelfinger behutsam auf den linken Schilddrüsenlappen auf und spüren Sie unter Ihrem Finger Ihre eigene Schilddrüse. Ihre Größe, ihre Form, ihre Struktur. Schließen Sie die Augen und kommen Sie mit einer spürenden Achtsamkeit mit Ihrer eigenen Schilddrüse in Berührung. In dem Moment, in dem Sie bewusst mit Ihrer Schilddrüse in Kontakt sind, streichen Sie seitlich am Hals mit einer liebevollen Berührung, die in die Tiefe geht, aber keinen Druck erzeugt, nach hinten aus, und das etwa siebenmal, dann wechseln Sie die Seite.
Wieder legen Sie den rechten Zeigefinger und Mittelfinger auf den linken Schilddrüsenflügel auf und treten mit der Schilddrüse in Resonanz. Dort, wo mein Bewusstsein ist, kann Energie fließen. Lassen Sie es zu, dass die Energie fließt, und spüren Sie dem nach.

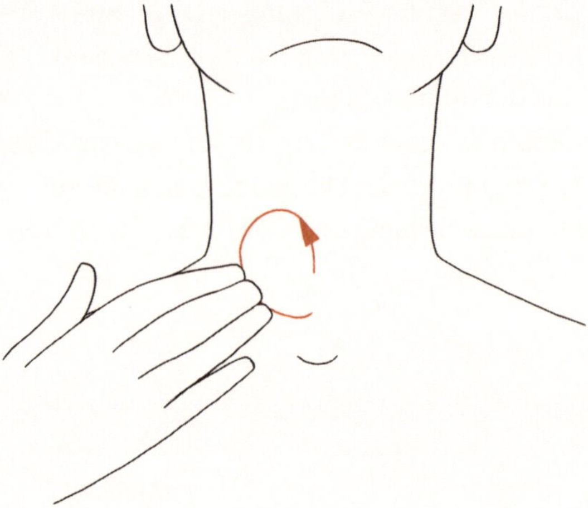

Dann gleiten Sie mit den Fingern ins Halsgrübchen, streichen von dort am Kehlkopf ganz sanft nach oben und malen über den linken Schilddrüsenflügel ein halbes Herz, bis Sie wieder am Halsgrübchen angekommen sind. Auch hier gehen Sie wieder in die Tiefe, ohne einen Druck auszuüben.

Wiederholen Sie diese Seite dreimal und wechseln dann die Seite.

Abschließend suchen Sie mit den Querfingern wieder die Höhe der Schilddrüse. Diesmal legen Sie den anderen Zeigefinger als Querfinger an den liegenden Zeigefinger an – gehen am Hals

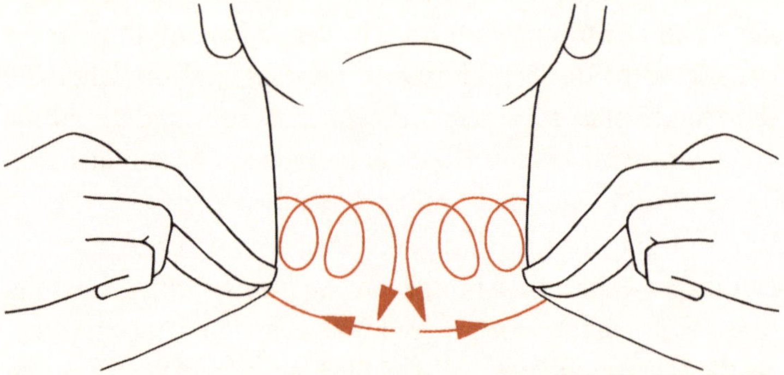

nach hinten, als würden Sie eine Halskette anlegen, und massieren nun punktuell und kreisend hinten am imaginären Verschluss auf Höhe der Schilddrüse links und rechts neben der mittleren Halswirbelsäule mit dem Finger. Sie arbeiten sich dabei immer weiter nach vorne Richtung Schilddrüse vor, als würden Sie sich durch eine Hintertür von hinten nach vorne an die Schilddrüse annähern.

Indirekte Schilddrüsenmassage

Bei einer starken Entzündung der Schilddrüse sind die Läppchen so stark geschwollen, dass eine zu derbe Berührung ausreichen kann, um weitere Zellen zum Platzen zu bringen, die mitunter durch den Entzündungsprozess selbst zerfallen. In manchen Fällen findet man überhaupt nur mehr eine Art sumpfiges Entzündungsgebiet, in dem keine klaren Strukturen mehr unterschieden werden können, und das Entzündungswasser läuft aus der Schilddrüse heraus in die ebenfalls aufgeweichten Bindegewebsstrukturen, in die Muskulatur, erfasst die Außenschicht der großen Halsgefäße und ruft in nicht seltenen Fällen sogar Schwellungen der Innenschicht hervor.

In dieser Phase verbietet sich die Berührung der Schilddrüse selbst, doch ihre Umgebung kann durchaus bearbeitet werden, um Bedingungen zu schaffen, die für den Heilungsprozess hilfreich sind. Wir wollen hier durch eine sanfte streichende Berührung entzündungshemmendes Öl auftragen und mit der flachen Hand den Lymphabfluss in die Lymphknoten und von dort in die großen Lymphgänge fördern. Wir wollen überall dort, wo die Muskulatur verkrampft ist, weich werden und sanft dehnen.

Sie legen sich auf den Rücken und legen den Kopf auf ein bequemes Kissen.

Die flache rechte Hand legt sich auf den Brustmuskel und schiebt diesen aufwärts in Halsrichtung. Danach mit der linken Hand dasselbe auf der anderen Seite.

Beide flachen Hände legen sich auf das Gesicht und massieren es sanft, um die Muskulatur der Mimik zu lockern.

Zeigefingerspitzen und Daumenspitzen drücken vom Kinn ausgehend mal rechts und mal links in den Mundboden und streichen ihn nach hinten zum Winkel des Unterkiefers hin aus.

Legen Sie die flache rechte Hand vorn auf die linke Schulter und streichen Sie über die Haut nach oben bis in den Nacken. Das Gleiche mit der linken flachen Hand auf der anderen Seite.

Nun ölen Sie die rechte Hand an den Fingerspitzen gut mit einem entzündungshemmenden Öl ein. Besonders geeignet sind Melissenöl und Rosmarinöl. Streichen Sie mehrmals flächig und ganz sanft von der Mittellinie ausgehend über die Schilddrüse nach außen bis zur Schulter, mit der rechten Hand nach links und dann anschließend mit der linken Hand nach rechts.

Hormonliberatoren und Hormone

Eine Entzündung der Schilddrüse kann akut und intensiv ablaufen und dabei in kurzer Zeit die Schilddrüsenfunktion beeinträchtigen und Gewebeschäden verursachen. Oft resultiert dies in einer Schilddrüsenunterfunktion, oder es tritt die Situation ein, dass die Gewebeschädigung so stark ist, dass Zellen zerfallen und die Hormone, die in ihnen abgespeichert sind, ungehindert in die Blutbahn eintreten und eine Art Schilddrüsenüberfunktion verursachen, die so lange anhält, bis diese Hormone abgebaut sind. Danach ist es häufig so, dass wieder eine Schilddrüsenunterfunktion durch Hormonmangel Beschwerden verursacht.

Zum anderen kann eine Schilddrüsenentzündung chronisch bestehen und über einen längeren Zeitraum hinweg nach und nach funktionsfähiges Schilddrüsengewebe reduzieren. Dies führt zur Bildung von Narben, die die Schilddrüse verhärten, hormonbildende Zellen einschnüren und ihr Nachwachsen im Bedarfsfall verhindern. Die Entzündung kann auch nach einer Weile völlig abgeklungen sein, doch ihre Hinterlassenschaft von Narben und funktionsuntüchtigem Gewebe kann so groß sein, dass die Schilddrüse nicht ausreichend Hormone bilden kann. Ist sie dann auch noch mit ihrer unmittelbaren Umgebung verwachsen, führen jede Bewegung des Halses und Nackens und jeder Schluckvorgang zur Dehnungsbelastung von Schilddrüsengewebe. Auch das ist ihrem regelrechten Funktionieren abträglich.

Bei all diesen Situationen hat es eine große Bedeutung, eine regelmäßige Schilddrüsenmassage durchzuführen, und in jedem Fall gibt es verschiedene Eigenschaften, die von den dabei verwendeten Ölen gefordert werden.

Um hier möglichst die beste Mischung von verschiedenen Pflanzen und anderen Wirkstoffen anzubieten, haben die Apothekerin Barbara Katanic der Weltapotheke in Wien und ich drei Zuwendungsöle für die Schilddrüsenmassage entwickelt.

Zuwendungsöle für die Schilddrüsenmassage

Thyra basis: Es kombiniert die entzündungshemmende Wirkung von Weihrauch, Kamille, Johannisbeersamenöl und Nachtkerzenöl und ist besonders geeignet für den Einsatz bei starker Entzündung mit Unterfunktion.

Thyra kühlend: Dieses Öl wurde für Entzündungen mit Schilddrüsenüberfunktion entwickelt und wirkt entzündungshemmend, beruhigend und blockierend auf die Schilddrüsenhormonproduktion durch Wolfstrapp, Melisse, Lavendel, Aloe vera und Mädesüß sowie lithiumhaltigen Lepidolith.

Thyra wärmend: Wärmende Pflanzen mit rotfarbenen Ölen wie Sanddorn, Himbeere, Preiselbeere, Rosmarin und Rose regenerieren erstarrtes und vernarbtes Gewebe nach Schilddrüsenentzündungen. Sie enthalten hohe Anteile an pflanzlichen Wachstumshormonen, den Vitaminen A und E und besonderen Fettsäuren, die die Zellneubildung anregen.

Eine wichtige Maßnahme ist es, bei Schilddrüsenschwäche vor allem bei Entzündungen Vitalstoffdefizite ausgleichen, wie bereits im Kapitel zu den allgemeinen Maßnahmen auf Seite 72f. geschildert. Mit ausreichend Vitamin D3, Vitamin B12, Eisen, Jod und Selen kommt manch eine Schilddrüse wieder in Gang, die vorher eine deutlich zu schwache Hormonproduktion aufwies.
Den Jodbedarf kann man natürlich auch durch Meeresfrüchte, Seefisch und Algen, etwa Blasentang, decken.
Selen ist in Bierhefe, Nüssen, Weizenkeimlingen, Sonnenblumenkernen und Hülsenfrüchten enthalten.

Es gibt außerdem Heilpflanzen, die die Aktivität der Schilddrüse anregen. Besonders bekannt geworden ist hier Withania somnifera, die Schlafbeere, die oft unter dem indischen Namen Ashwagandha angeboten wird. 500 mg abends eingenommen fördern laut Studienergebnissen die Bildung von T4 und die Umwandlung von T4 in T3. Man bekommt Ashwagandha beispielsweise von Pure Encapsulations in jeder Apotheke.

Knospentherapie

Auch die Methode der Knospentherapie kann wirkungsvoll für die Schilddrüse angewendet werden.

Hier eignen sich besonders:

Gemmoextrakt Juglans regia = Walnuss:
Es wird angewandt bei Hashimoto-Thyreoiditis durch Leaky-Gut-Syndrom der Darmschleimhaut und Pilzbefall.
Dosis: 2 Sprühstöße abends auf die Zunge

Gemmoextrakt Corylus avellana = Haselnuss:
Bei einer hart gewordenen Schilddrüse hat es eine aufweichende Wirkung.
Dosis: 2 Sprühstoße abends auf die Zunge

Gemmoextrakt Ribes nigrum = Schwarze Johannisbeere:
Es hilft bei allen starken Schilddrüsenentzündungen.
Dosis: 4 Sprühstöße täglich in den Mund über den Tag verteilt

Gemmoextrakt Cornus sanguinea = Roter Hartriegel:
Bei Schilddrüsenüberfunktion:
Dosis: 1–4 Sprühstöße täglich in den Mund

Bei endokrinem Exophthalmus, besonders bei Morbus Basedow:
Dosis: 2 x täglich Sprühstöße auf die geschlossenen Augen und auf die Schläfen.

Gemmoextrakt Rosa canina = Hundsrose, Heckenrose:
Bei wachsendem Schilddrüsenknoten.
Dosis: 2 x täglich direkt auf den Knoten sprühen, dann einmassieren

Wenn Überfunktionsbeschwerden bestehen und die Verwendung von Melisse als Öl und als Tee nicht ausreichend wirksam war, kann man mit Wolfstrappkraut eine deutlichere blockierende Wirkung auf die Hormonproduktion erreichen und damit auch die Beschwerden – vor allem Unruhe und Angst – effektiv lindern. Hier stehen Thyreogutt mono-Tropfen und -Tabletten zur Verfügung. Natürlich lässt sich auch die Nahrung zur Unterstützung einsetzen: Kohl, Mais, Hirse, Rettich, Radieschen und Sojaprodukte sollten vermehrt auf dem Speiseplan stehen, denn diese haben alle eine leicht blockierende Wirkung auf die Schilddrüsenfunktion.

Hormonersatz

Die nächste Stufe der Schilddrüsenstärkung ist die Einnahme von Schilddrüsenextrakt und damit die Verabreichung von Hormonen. Der Extrakt beinhaltet konkrete Schilddrüsenhormone, und zwar etwa 30 davon, die bereits biologisch aktiv und in einer natürlich entstandenen Mischung vorliegen. Schilddrüsenextrakt ist ein Stück einer gefriergetrockneten Schilddrüse vom Schwein oder Rind, abgefüllt in eine Kapsel nach Gewicht. Es gibt ihn auf Rezept von zahlreichen Herstellern, die die konkreten Hormonmengen pro Kapsel messen und den Schilddrüsenextrakt auch als Hormonpräparat anbieten. Dieser Hormonersatz ist in mehreren Studien als gleichwertig mit dem von der Pharmazie angebotenen L-Thyroxin erkannt worden und besonders in den USA eine seit über hundert Jahren erprobte und weit angewandte Therapieform.

Rezeptfrei kann man Schilddrüsenextrakt auch in Eigenregie bestellen, ist dabei aber darauf angewiesen, diesen selbst dosieren zu müssen. Eine Hilfe dabei stellt die Tatsache dar, dass 120 mg getrocknete Schweineschilddrüse etwa einen Tagesbedarf an Schilddrüsenhormonen darstellen, und 260 mg Rinderschilddrüse ebenfalls.

Ein wichtiger Hersteller rezeptfreien Schilddrüsenextrakts ist die Firma Procepts in Großbritannien, die ihre Produkte auf der Plattform the-natural-choice.co-uk vertreibt. Sie hat Schilddrüsenextrakt vom Schwein in der Dosis von 15 mg (Metavive I) und 30 mg (Metavive II) im Angebot, und vom Rind 32,5 mg (Metavive III) und 65 mg (Metavive IV). Man kann also mit jeweils vier Kapseln von jeder Art einen Tagesbedarf an Schilddrüsenhormonen decken.

Ein weiterer erprobter Lieferant von Schilddrüsenextrakt vom Rind ist die Firma deltastar.nl, die »Bovine Thyroid« in der Dosis von 65 mg pro Kapsel und in der Dosis von 130 mg pro Kapsel im Angebot hat.

Die Nebennieren

Die Nebennieren sitzen beiden Nieren wie Mützen auf und haben jeweils etwa das Volumen einer Haselnuss. Sie finden nach oben hin einen direkten Kontakt mit dem Zwerchfell, und die flache Form der Nebennieren entsteht wahrscheinlich direkt aus der Druckwirkung, die das Zwerchfell über seine Grundspannung ausübt, verstärkt auch durch Atmung und den allgemeinen Druck, der im Bauchraum herrscht. In dieser Gleichung hat die Atmung eine große Bedeutung, denn sie kann, wenn sie frei schwingt und in den Bauch hinein stattfindet, die Nebennieren sanft massieren.
Ähnlich positiv wirkt sich eine Lockerung der wirbelsäulentragenden Muskulatur, der Zwischenrippenmuskulatur und der Bauchmuskulatur aus. Eine hohe Anspannung drosselt die Blutzufuhr zur Nebenniere und übt Druck auf diese Drüse aus. Somit bildet sie einen entscheidenden Faktor bei der Tendenz der Nebenniere zur Verkleinerung, die man bei einem Großteil der Menschen beobachten kann. Eine angespannte Haltung

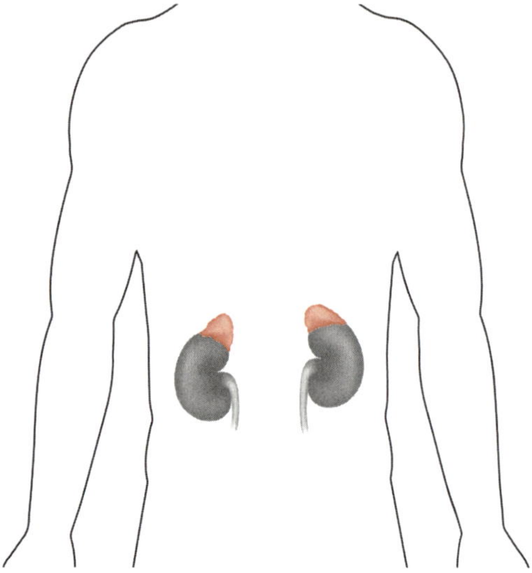

Aussehen und Position der Nebennieren

durch innere Anspannung, Ängste, eine Verkrampfung vor möglichen Gefahren, wie man sie in Stresssituationen erlebt, erhöht den Druck im Oberbauch, was sich besonders auf die Nebennieren negativ auswirkt. Haltung zeigen, Rückgrat zeigen, etwas durchstehen müssen, durchhalten müssen – all das sind Metaphern, mit denen wir ausdrücken, was in Belastungssituationen an Muskelanspannung in der Umgebung der Nebennieren herrscht. Hier wird die Blutzufuhr gedrosselt, entsteht eine energetische Blockade, und davon können der Oberbauch richtig hart und sogar der Lymphabfluss im Bereich des Oberbauchs so stark behindert werden, dass eine teigige Schwellung entsteht. Diese Verhältnisse bereiten den Weg für eine Nebennierenfunktionsstörung und eine Nebennierenschwäche, führen zu verminderter Stressbelastbarkeit und Burn-out.

Es gibt zahlreiche Möglichkeiten, die Nebennieren mit der richtigen Ernährung, Nahrungsergänzung und über adaptogene Pflanzen zu stärken. Zusätzlich bieten sich Möglichkeiten einer Nebennierenzuwendung physikalischer Art an, um die Nebenniere zu revitalisieren, wo viele andere Therapien wie beispielsweise ein alleiniger Hormonersatz weit weniger Erfolge zeigen. Die so häufig zu beobachtende Therapieresistenz der Nebennierenschwäche ergibt sich nämlich in den meisten Fällen daraus, dass die physikalischen Verhältnisse nicht stimmen und eine energetische Blockade die Funktion der Nebennieren behindert. Diese kann man versuchen, mit folgenden Übungen aufzuheben.

Stimmübungen und die Anwendung von Klängen

Wenn man ein geschlossenes O singt, spürt man Erschütterungen vorwiegend im Oberbauch. Dieses Gebiet soll durch die sanften Vibrationen aktiviert werden.

Legen Sie sich auf den Rücken, legen Sie die Hände auf den Bauch und singen Sie ein geschlossenes O, bis Sie die Erschüt-

terungen unter den Händen spüren können. Diese finden über das Zwerchfell statt und teilen sich dort den Nebennieren mit. Wenn Sie nun zusätzlich sanft mit den Händen auf den Oberbauch klopfen, können Sie diese Wirkung verstärken.
Diese Übung, morgens über fünf Minuten durchgeführt, aktiviert die Nebenniere, macht Sie wach und verleiht Ihnen Energie für den Tag.

Stimulation von Reflexzonen der Haut

Sie können die Nebennieren auf rücksichtsvolle Weise über die Reflexzonen anregen. Diese befinden sich außen an beiden Ellbogen, auf den Kniescheiben sowie auf den Außenseiten der Unterschenkel. All diese Zonen können gerieben werden, und dort kann auch eines der Öle aufgetragen werden, die die Nebennierenfunktion aktivieren:
Nardenöl hat sich vor allem bei der Behandlung von Menschen mit Burn-out etabliert, die mit Schwäche und Depression zu kämpfen haben, in Belastungssituationen ängstlich und unruhig werden und zu Kopfschmerzen neigen. Es kann unverdünnt auf die Haut aufgetragen werden, da es diese nicht reizt und insgesamt eine sehr milde Wirkung ausübt.
Zypressenöl vertreibt Müdigkeit und Abgeschlagenheit, hebt die Stimmung und hilft, Trauer zu verarbeiten. Dieses Öl ist ein großer Heiler, wenn die Nebennierenschwäche durch ein seelisches Trauma infolge des Verlusts einer geliebten Person – durch Tod oder durch Trennung – aufgetreten ist.
Bei Menschen mit niedrigem Blutdruck – das ist bei Nebennierenschwäche vor allem der Fall, wenn ein Mangel an Aldosteron und den anderen Mineralcorticoiden herrscht – ist Kampferöl ein wichtiges Mittel, das allein durch seine Wirkung auf der Haut und seinen Geruch den Blutdruck erhöht und den Atem anregt. Beides ist äußerst effektiv bei Menschen, die an Nebennierenschwäche leiden, denn ein wesentlicher Teil der Erschöpfbarkeit und Abgeschlagenheit kommt ja vom niedri-

gen Blutdruck, und diese Menschen atmen auch flach und sehr verhalten. Kaum aber entfaltet das Kampferöl seine Wirkung und vertieft sich die Atmung, beginnen auch wieder vermehrt Hormone zu fließen.
Allerdings sollte man zumindest zu Beginn mit dem Öl sehr sparsam umgehen, denn es wirkt in höheren Mengen bei vielen Menschen stark aufreizend und kann sogar Ängste verstärken, an denen Menschen mit Nebennierenschwäche ohnehin sehr leicht leiden, sobald sie durch verschiedene Umstände unter Druck geraten. Hier ist der Spruch, dass nichts ein Gift sei und nur die Dosis unterscheide, ob etwas giftig oder heilsam wirke, besonders zutreffend. Fangen Sie anfangs mit einem Tropfen des Öls an und tragen Sie diesen beispielsweise auf einem der Ellbogen, also nicht in der Beuge, sondern außen, auf. Warten Sie fünf Minuten, um beurteilen zu können, was Ihre individuell nötige Dosis ist. Sie wollen wach werden und energievoll, aber nicht in einen aufgeregten Zustand geraten. Es ist aber so, dass manche Menschen ohne Probleme mit Kampferöl alle Hautareale einstreichen können und sich erst dann richtig frisch und gut fühlen.
Weitere Gebiete der Haut, über die Sie die Nebennieren erreichen können, sind beide Flanken und der Oberbauch.

Meridiantherapie

Wenn Sie sehr wenig Kampferöl vertragen, bietet es sich auch an, den Tropfen, den Sie nehmen, vom Handteller ausgehend zwischen die Grundglieder des zweiten und dritten Fingers einzumassieren. Von diesem Bereich gehen durch Druck und Berührung starke Impulse zu den Nebennieren, die durch die Anwendung eines passenden Öls noch verstärkt werden.

Hormonmassagen

In der traditionellen chinesischen Medizin (TCM) wird die Nebenniere in Funktionseinheit mit der Niere gesehen. Letztere ist nicht nur dazu da, Flüssigkeit auszuscheiden, sondern steht intensiv mit dem Gehirn in Verbindung und ist vor allem Trägerin der Lebensessenz, die man von den Vorfahren mitbekommt. Die Niere (und eigentlich die Nebenniere, die als »Gehirn« der Niere, als ihr Lenker und Antreiber fungiert) ist Sitz von Energie, Willensstärke, Sexualität und Kreativität, und sie gibt den Knochen und den Haaren Kraft. Dass diese Wirkung über verschiedene Hormone erfolgt, wussten die alten Heiler nicht, das ist erst seit einem Jahrhundert bekannt. Aber ein Großteil der Empfehlungen, wie man das »Nieren-Qi« stärken kann, ist auch nach heutigen Gesichtspunkten gültig: im Sinne einer Pflege der Nebenniere und ihrer Kraft. Oft ist diese Energie durch Überlastung und Stress schon in der Mitte des Lebens aufgebraucht, und damit es nicht so weit kommt, soll man laut TCM einen guten Lebensrhythmus mit ausreichend Schlaf pflegen, warm essen und trinken, sich vor Kälte schützen sowie Genuss- und Suchtmittel reduzieren.
Eine wichtige Erkenntnis hatten die Chinesen auch: Man kann mit einer wohldosierten Zufuhr von Wärme die (Neben-)Nierenkraft stärken, während es für die Leber günstiger ist, sie mit einer wohldosierten Zufuhr von Kälte zu behandeln. Die Leber überhitzt durch Überlastung, während die Niere durch sie auskühlt. Wenn Sie nun also an Hormonmassagen für die Nebennieren gehen wollen, dann halten Sie eine Wärmequelle bereit, die allerdings nicht zu intensiv direkt der Niere angeboten wird, sondern eher als Fernanwendung, wozu sich in unserem Kulturkreis das sogenannte aufsteigende Fußbad etabliert hat.

Stimulierende Hormonmassagen für die Nebennieren

Nebennierenmassage bei energetischem Tiefpunkt

Ein klassisches Symptom der Nebennierenschwäche ist es, dass man am Nachmittag durch die Anstrengungen des Tages in ein Tief kommt und dabei auch die Körpertemperatur sinkt – mitunter fröstelt man vor Energieleere.
In dieser Situation ist es das Beste, Sie legen sich flach hin und schließen die Augen. Wenn Sie einschlafen, ist das wunderbar. Der Schlaf wird erholsam sein und die Nebennierenkraft stärken. Leider ist es oft so, dass man trotz Schwäche und Müdigkeit nicht in die Ruhe findet. In solchen Momenten können Sie mit dieser Massage üben herunterzukommen, ruhig zu werden und bei sich zu sein in der eigenen Mitte, was dann auch erlaubt, etwas zu schlafen.
Sie brauchen aber in der Vorbereitung etwas, das die Lebensenergie hebt, und hier ist es ungemein hilfreich, dem Körper das Element Wasser, das ja vor allem von der Niere regiert wird, in warmer Form zu präsentieren. Dazu machen Sie ein aufsteigendes Fußbad und spüren dabei, wie über die Füße und die Beine in das Becken und den Bauch bis in die Nieren Wärme einzieht. Sobald das geschehen ist, hilft es, die Wärme willkommen zu heißen und durch Berührung der Muskulatur im Umfeld der Nebennieren eine Entspannungsreaktion auszulösen.

Zur Vorbereitung des aufsteigenden Fußbads besorgen Sie sich eine Gießkanne und einen Eimer, in dem Ihre Füße bequem Platz haben. Setzen Sie sich auf einen Stuhl neben einer Warmwasserquelle, stellen den Eimer vor sich hin und setzen die Füße hinein. Mit der Gießkanne füllen Sie zunächst den Eimer bis zu den Knöcheln mit lauwarmem Wasser. Nun erwärmen Sie dieses Wasser weiter, indem Sie im Abstand von jeweils einer Minute jeweils die Menge eines kleinen Trinkglases hinzugießen, bis eine wohlig warme Temperatur entstanden ist.

Jetzt haben Sie die besten Voraussetzungen, um im aufrechten Sitzen Ihre Flanken, die untere Brustwirbelsäule, den Rippenbogen und den Oberbauch einzuölen. Nehmen Sie dazu Nardenöl oder Zypressenöl. Sie ölen die Hände beidseits damit ein. Sie beginnen am Rücken auf der unteren Brustwirbelsäule. Dazu beugen Sie sich nach vorn und ziehen die Wirbelsäule dadurch in die Länge. Die rechte Hand liegt rechts der Wirbelsäule, die linke Hand links von der Wirbelsäule. Sie öffnen die Hände, sodass Sie möglichst flächig von oben nach unten bis zum Kreuzbein und Steißbein streichen können. Diese Abwärtsbewegung entspannt die Rückenmuskulatur. Vollführen Sie diese Bewegung fünfmal. Sie stellen sich vor, wie durch diese Bewegung nach unten die negativen Energien abgeleitet und ausgeschieden werden.

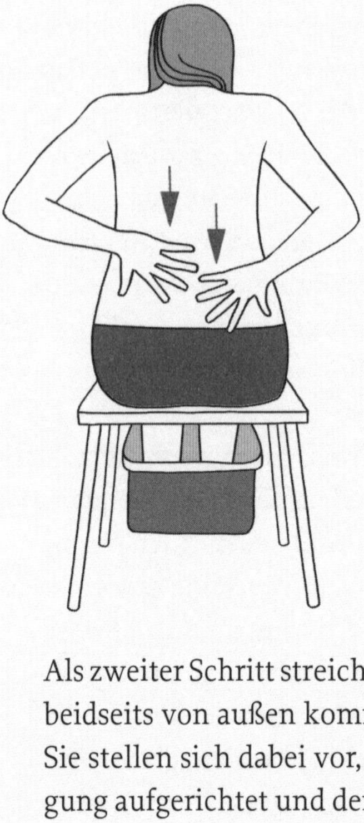

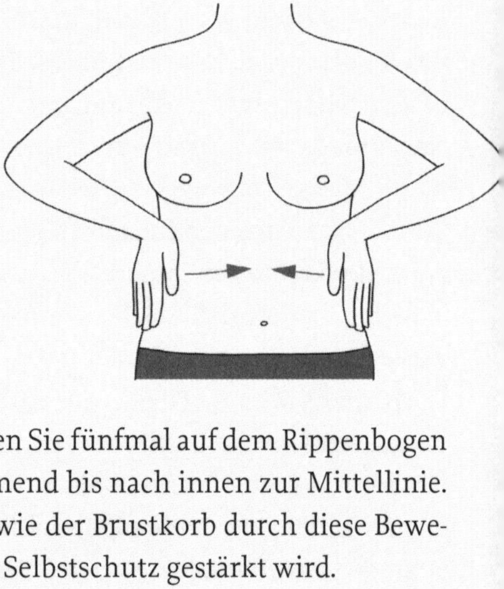

Als zweiter Schritt streichen Sie fünfmal auf dem Rippenbogen beidseits von außen kommend bis nach innen zur Mittellinie. Sie stellen sich dabei vor, wie der Brustkorb durch diese Bewegung aufgerichtet und der Selbstschutz gestärkt wird.

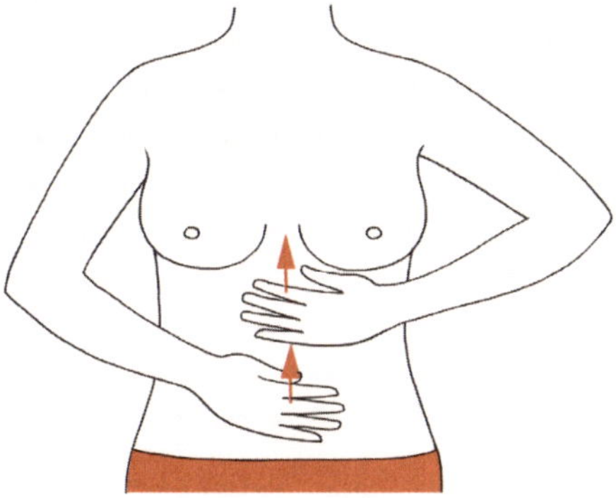

Abschließend streichen Sie am Oberbauch vom Nabel ausgehend bis zum Fortsatz des Brustbeins hoch. Die Bewegung der Hände läuft hier abwechselnd. Sie legen die flache rechte Hand auf Nabelhöhe auf den Oberbauch und streichen nach oben, legen die linke Hand auf Nabelhöhe an, streichen nach oben und merken, dass die rechte Hand bereits wieder von unten zu streichen begonnen hat. Ihre Haltung wird dabei immer aufrechter. Machen Sie diese Bewegung zehnmal und stellen Sie sich dabei vor, wie Ihr Selbstbewusstsein gestärkt wird, auch die innere Haltung und Einstellung immer gerader und selbstbewusster wird. Spüren Sie, während Sie streichen, bewusst die Bauchatmung unter den Händen und atmen Sie bewusst in den Bauch hinein und den Händen entgegen.
Ölen Sie die Hände nach und vollführen Sie die Schritte 1–3 hintereinander dreimal. Danach ziehen Sie die Füße aus dem Wasser, trocknen sie ab, legen sich ins Bett und versuchen zu schlafen.

Nebennieren-Stimulation

Diese Technik ist etwas für den Morgen, wo man meist wenig Zeit hat und die Aufgaben des Tages zu drängen beginnen. Man ist aber noch unausgeschlafen und würde am liebsten liegen bleiben, auch weil man zu wenig Energie für den Tag hat. In einer solchen Stimmung möchte man für eine Übung keine großen Vorbereitungen treffen, sondern sich auf die Basics beschränken. Hier ist die Nebennieren-Stimulation genau das Richtige. Sie brauchen nur zu liegen und Ihre Hände zu bewegen, sonst nichts.

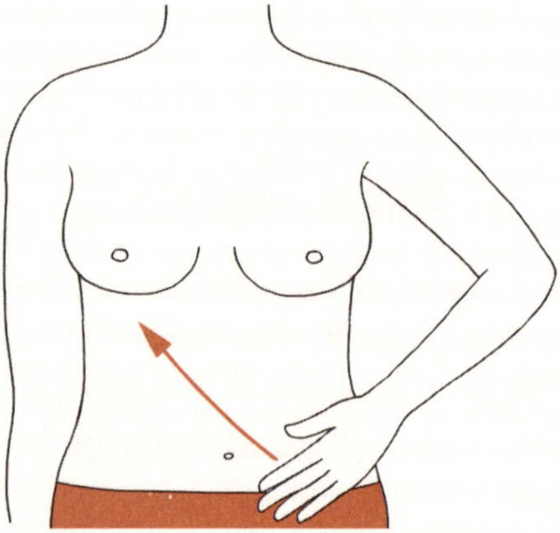

Sie liegen also auf dem Rücken, haben die Augen geschlossen und streichen mit den Handflächen mehrmals von den Hüften bis zur Mitte des Oberbauchs hoch. Am besten, Sie machen das abwechselnd und überkreuzend, und zwar folgendermaßen: Streichen Sie mit der Handfläche der linken Hand vom linken Hüftknochen schräg über den Nabel bis zum rechten Oberbauch hoch, wechseln dann die Seite und streichen nun mit der Handfläche der rechten Hand vom rechten Hüftknochen über den Nabel zum linken Oberbauch.
Wiederholen Sie diese Übung fünfmal, dann gehen Sie zum Schütteln über. Dieses wird so gemacht:
Sie stützen die Ellbogen auf der Grundlage auf, die nicht zu hart sein soll. Idealerweise liegen Sie ja noch halb verschlafen im Bett, und die Berührung und Reibeeffekte der Ellbogen auf der Matratze bieten einen idealen Reiz für das dortige Hautareal, das die Nebenniere anregt. Nun legen Sie die Spitzen der 2.–4. Finger beidseits seitlich unter den Rippenbogen auf die Muskulatur des seitlichen Bauches und machen eine schüt-

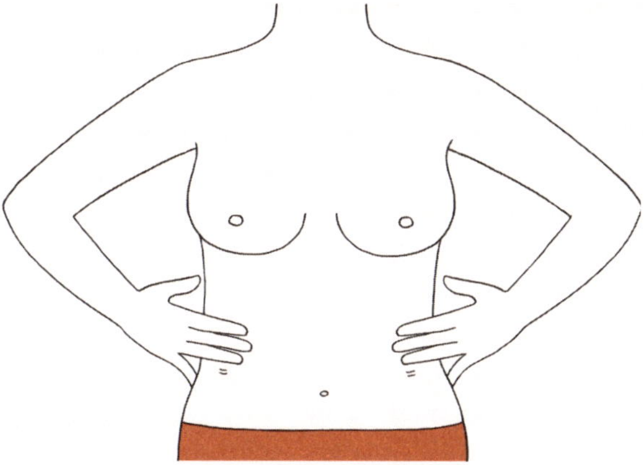

telnde ruckartige Bewegung, die den Bauch in Erschütterung bringt, und das etwa eine Minute lang.
Danach beginnen Sie wieder damit, mit den Handflächen von den Hüftknochen über den Bauch nach oben zu streichen, und wieder über Kreuz über den Nabel gehend, und wieder fünfmal.
Schütteln Sie zum Abschluss noch einmal, streichen Sie noch einmal und schütteln Sie abschließend etwas länger, vielleicht zwei Minuten.
Nun sind Sie wach, hellwach und voller Energie, und stehen für den Tag bereit.

Vorsicht bei der Bauchmassage in folgenden Fällen

- Bei Schwangerschaft
- Während der Periode
- Bei Zustand nach Darmverschluss
- Bei Divertikulose des Darms
- Bei Bauchaortenaneurysma oder nach der Operation eines solchen
- Bei entzündlichen Darmerkrankungen
- Bei starken Verwachsungen des Darms
- Nach tiefer Beckenvenenthrombose

Hormonliberatoren und Hormone

Das Pflanzenreich hält zahlreiche Möglichkeiten bereit, über die Nahrung oder durch eine gezielte Nahrungsergänzung dem Körper Stoffe anzubieten, die die Hormonbildung fördern oder selbst eine hormonähnliche Wirkung auf den Körper ausüben. Unter diesen sogenannten adaptogenen Pflanzen gibt es viele, die entweder eine ausgesprochen vermännlichende (androgene) oder verweiblichende (östrogene oder gestagene) Wirkung haben. Die androgene Wirkung ist für Männer interessant sowie für Frauen, die einen Androgenmangel aufweisen – das ist in den meisten Fällen einer prononcierten Nebennierenschwäche der Fall. Zusätzlich kann man die östrogene oder gestagene Wirkung gezielt nutzen, um den Zyklus der Frau zu unterstützen und ihn damit auch zu steuern, wie wir im Kapitel »Hormongesundheit – Grundlegendes für alle Drüsen« ab Seite 72 schon erfahren haben.

Ein Großteil des Cholesterins, das wir im Blut messen, ist selbst produziert, um den Eigenbedarf an Nebennierenhormonen möglichst sicherzustellen. Mitunter kommt es vor, dass dabei sehr niedrige Spiegel entstehen; in dem Fall müssen wir, um die Nebennieren zu stärken, Cholesterin zu uns nehmen, denn dies ist der Grundbaustein aller Nebennierenhormone. Hier würden aber zwei Hühnereier in der Woche ausreichen, und man spricht damit auch den Bedarf an Vitamin B12 an, der sonst bei Menschen, die vegan essen, häufig unzureichend gedeckt bleibt. Die Niere braucht relativ viel Vitamin C und Vitamin B5, um ihre Hormone zu synthetisieren. Wer Obst, Vollkornprodukte und Hülsenfrüchte regelmäßig isst, sollte hier keine Probleme haben.

Eine weitere Möglichkeit ist die, einzelne Adaptogene in höheren Dosierungen gezielt in Form vom Kapseln oder Tinkturen zu sich zu nehmen. Welche man dabei auswählt, sollte man individuell festlegen.

In allen Fällen von Nebennierenschwäche ist es sinnvoll, mit Süßholzwurzel zu arbeiten. Es gibt sie als Tee, aber auch als Grundlage von Lakritze. Häufig ist die Kombination mit der Juckbohne interessant, denn diese erhöht den Dopaminspiegel, was sich bei Nebennierenreizung beruhigend auf das Mark auswirkt und dabei hilft, Ängste, Herzklopfen, überschießenden Blutdruck zu lindern.
Man kann sich bei der Auswahl von Adaptogenen für die Nebennieren grob an ihrer Wirkung als Geschlechtshormonen orientieren, und wenn ein Defizit in einem Bereich herrscht, dieses auszugleichen versuchen. Häufig bewährt hat sich auch die Triple-Therapie, bei der man kurmäßig über einen Zeitraum von drei Monaten je ein Androgen, ein Östrogen und ein Gestagen heraussucht und in Dreierkombination anwendet.

Adaptogene für die Nebennieren

Androgene
- Ashwaghanda
- Brennnesselwurzel
- Ginseng
- Hypoxis Rooperi
- Ingwer
- Kernöl
- Knoblauch
- Kürbiskernsamen
- Massularia
- Pfefferkraut
- Sägepalme
- Süßholzwurzel

Östrogene
- Bäckerhefe
- Brennnesselsamen
- Hopfenzapfen-Tee
- Leinöl
- Leinsamen
- Rhabarberwurzel-Extrakt
- Rotklee
- Soja
- Süßholzwurzel
- Traubensilberkerze

Gestagene
- Anisöl
- Beifußkraut
- Bockshornklee
- Erd-Burzeldorn
- Frauenmantel
- Mönchspfeffer
- Schafgarbe
- Sarsaparilla
- Yamswurzel

Knospentherapie

Auch die Nebenniere springt gut auf eine Therapie mit Knospenextrakten an.

Hierfür eignen sich besonders:

Gemmoextrakt Tilia tomentosa = Silberlinde:
Bei stressbedingtem hohem Blutdruck bei Nebennierenreizung.
Dosis: 1–3 Sprühstöße morgens

Gemmoextrakt Quercus robur = Stieleiche:
Bei stressbedingt niedrigem Blutdruck bei Nebennierenschwäche.
Dosis: 1 Sprühstoß abends

Rezeptfreie Einzelhormone

Es gibt auch die Möglichkeit, die wichtigsten Nebennierenhormone gezielt zu ersetzen. So ist Hydrocortison als Creme bis zu einer Stärke von 0,5 Prozent rezeptfrei erhältlich. Ein Hub (Kirschkerngröße) morgens kann eine wichtige Stärkung für den Tag werden.

Auch Pregnenolon-Creme und 50 mg-Kapseln sind frei verkäuflich. Dieses Nebennierenvorhormon ist die Vorstufe von Dehydroepiandrosteron (DHEA) und wird vorwiegend zu Progesteron verstoffwechselt. Die größte Menge davon findet sich im Gehirn, weshalb man mit Pregnenolon die Wachheit, Aufmerksamkeit und psychische Energiespiegel steigern kann. Die Höchstdosis beträgt 100 mg täglich.

Man kann die Nebennieren auch mit Nebennierenextrakt vom Rind stärken. Die Firma Procepts bietet als Adrenavive I Gesamtnebenniere unter Einschluss des Nebennierenmarks an sowie Adrenavive II und III als Nebennierenrindenersatz. Mit ein oder zwei Kapseln davon täglich lässt sich ein Gutteil der fehlenden Hormone ersetzen. Bei Überdosierung drohen eine Überversorgung mit Nebennierenhormonen und auch eine Rückbildung von Nebennierengewebe.

Die Firma Biotics Research stellt Cytozyme AD zur Verfügung: Es sind pro Tablette 240 mg Nebenniere von Rindern enthalten. Empfohlen werden zu Beginn 3 x 1 Tablette täglich und nach Besserung eine Reduktion auf 1 Tablette täglich.

Die Geschlechtsdrüsen

Die Natur hat es so eingerichtet, dass die Geschlechtsdrüsen in der späten Kindheit von den Steuerdrüsen aktiviert werden und die Produktion der Geschlechtshormone für etwa vier Jahrzehnte in die Geschlechtsdrüsen Hoden und Eierstock ausgelagert wird. Bei der Schwangerschaft der Frau kann im Eierstock die Produktion von Progesteron noch dazu um ein Vielfaches gesteigert werden.

Eine Frau wird mit mehreren Millionen Eizellen geboren und verliert pro Zyklus etwa 1000 davon. Etwa 500 Zellen führen zu einem Eisprung. Nach rund 500 Monaten, etwas mehr als 41 Jahren, sind die Eizellen nahezu aufgebraucht, und es tritt eine neue Phase ein, in der sich die Hormonproduktion im Wesentlichen wieder in die Nebennieren verlagert. Man spricht hier auch von Menopause, und in dieser Phase kommt es am häufigsten zu Zeichen einer Schwäche der Nebenniere, die von der Mehraufgabe, wieder stärker Hormone produzieren zu müssen, überfordert sein kann. Die dabei auftretenden Beschwerden sind zum Großteil Hinweise darauf, dass Geschlechtshormone fehlen. Auch am Aussehen werden Anzeichen speziell des Östrogenmangels erkennbar: Die Muskulatur bildet sich zurück, die Spannkraft der Haut und Unterhaut lässt nach, die Haare werden dünner, strohiger und ergrauen.

Bei Männern kommt es im gleichen Alter zu einem Rückgang der Produktion von Testosteron und anderen Androgenen sowie von Wachstumshormon, was sie äußerlich in ähnlicher Weise älter wirken lässt. Treten dabei deutlich Beschwerden der Menopause auf, wie Nachlassen der Sexualfunktion, Zunahme von Bauchfett, Leistungsabfall, Nachlassen des Gedächtnisses, Reizbarkeit oder Depressivität, liegt das häufig an einem relativen Überschuss durch Abfall der Androgene und des Progesterons.

In der traditionellen Medizin der Hochkulturen, insbesondere in Asien, wurde die Bedeutung der Geschlechtsdrüsen für die Vitalität im Allgemeinen früh erkannt, und es gibt zahlreiche Praktiken und Arzneien, die über die Steigerung der Sinnlichkeit auch eine Steigerung der Lebenskraft und eine Verlängerung des Lebens anstreben. In Indien wurde dafür das Bild geprägt, dass die Lebensenergie über das unterste Ende der Wirbelsäule in den Körper eindringt und sich dort entfalten kann – jener Gegend, in der durch Berührung Lust erzeugt, aber auch Energie geweckt werden kann. Dabei wird ein starker Unterschied gemacht zwischen der Weckung und Verteilung der Lust und ihrem Höhepunkt, dem Orgasmus, bei dem sie sich entlädt und den Körper wieder verlässt. Auch in Europa ist das Bild der Schlange der Lebenskraft und Sinnlichkeit, die sich um den Stab der Wirbelsäule schlängelt, ein vertrautes Bild, und auch die Vorstellung, dass damit Energie und Vitalität in den Körper einziehen kann – jene Kraft, die unser Hormonsystem aufweckt und es stärkt. Die christliche Tradition hat hier den Körper geteilt in einen irdischen Anteil, der vom Bauch und den Geschlechtsteilen regiert wird, und einen dem Himmlischen zugewandten Teil, der eher den Kopf und das Herz als Basis nimmt.

Hormonell bedeutet diese Trennung eine Scheidung zwischen Peptidhormonen und Aminosäurehormonen einerseits und den Steroidhormonen andererseits. Durch eine nicht gelebte Sexualität kommt es nachweislich zu einem Rückgang der Spiegel der Geschlechtshormone, aber auch der Nebennierenhormone, und dadurch zu einem Rückgang der Vitalität, was zu einer Zunahme der Rationalität und der von Sinnlichkeit befreiten Emotionalität führen kann. Eine neue Liebe mit einem neuen Erwachen der Sexualfunktion kann hier in kürzester Zeit wieder ein Gleichgewicht herstellen, und wenn alle Hormondrüsen wieder gleichberechtigt aktiv sind, fühlen wir uns besser, vitaler, energievoller, und auch unser Denken und

Fühlen profitieren davon. Wir sind wieder ganz »bei uns«, in unserer »Mitte«.
Diese Erfahrungen machen vor allem Menschen zwischen der Pubertät und der Menopause. Diese Situation wirft die Frage auf, wie stark die Aktivierung der Geschlechtsdrüsen bei Menschen Bedeutung hat, die sich im Klimakterium befinden, dem Lebensalter lange nach der fruchtbaren Periode. Diese Frage wird jeder für sich entscheiden müssen.

Diese einleitenden Bemerkungen sollen auf die prinzipielle Bedeutung einer wachen, gelebten Sexualität aufmerksam machen und darauf, dass ohne diese unser Hormonsystem unter Umständen nur eingeschränkt funktionieren kann. Und es ist in vielen Fällen tatsächlich so, dass von einer Wiederherstellung der Geschlechtsfunktion über Geschlechtsaktivität oder Hormonzuwendung ein starker Heilreiz für den ganzen Körper entstehen kann, vor allem aber für andere Hormondrüsen und deren Genesung. Wir wollen diese Möglichkeit bei der Hormonzuwendung nutzen, und das auch im Bewusstsein, dass Sexualität im Prinzip ein Gegenüber braucht, das in der Begegnung, im Berühren und im Austausch diese Hormonflüsse hervorbringt.

Welche Möglichkeiten der Hormonzuwendung stehen uns also dafür konkret zur Verfügung?

Stimmübungen und die Anwendung von Klängen

Der tiefste Ton, den Sie hervorbringen können, stärkt die Geschlechtsdrüsen. Sie atmen dabei tief in den Bauch hinein und singen diesen Ton, sodass eine Erschütterung bis zum Beckenboden entsteht.
Besonders effektiv ist der kehlige Untertongesang, bei dem die Stimmlage eine Oktave unter der Bruststimme liegt. Dabei werden nicht nur die Stimmbänder genutzt, sondern auch die Taschenfalten und die aryepiglottischen Falten, die sich im

Kehlkopf und im Rachen befinden. Die bekannteste Technik ist die in Zentralasien geübte Gesangstechnik des Kargyraa, die es in ähnlicher Weise bei den Xhosa Afrikas oder bei den Gesängen tibetanischer Mönche gibt; in Europa sind die Tradition des Canto a Tenore auf Sardinien und der korsische Paghjella-Gesang bekannt. Diese Technik muss erlernt werden, um die Stimmbänder nicht zu verletzen. Der tiefe Gesang kann gut alleine ausgeübt werden, er ist meditativ und wird genutzt, um die Lebenskraft zu wecken und zu entfalten.

Stimulation von Reflexzonen der Haut

Die Geschlechtsdrüsen aktivieren Sie über eine Massage der Leisten beziehungsweise der Haut über dem Kreuzbein. Tragen Sie als Mann dafür eher ein Öl auf, das androgen wirkt, und als Frau eines, das die weiblichen Hormone stimuliert.

- Patchouliöl und Ylang-Ylang-Öl sind aphrodisierend und krampflösend; sie haben eine leicht progesteronartige Wirkung.
- Muskatellersalbeiöl hebt sowohl Östrogen- wie auch Progesteronspiegel.
- Rosenöl eignet sich gut zur Intimmassage, es ist aphrodisierend, aber auch bei Entzündungen in diesem Bereich bewährt und effektiv.
- Sandelholzöl steigert die Aktivität von Testosteron und anderen Androgenen, wirkt aphrodisierend und hilft bei Wechseljahresbeschwerden, die auf der Basis von Androgenmangel bestehen.
- Geranienöl gleicht Dysbalancen zwischen männlichen und weiblichen Geschlechtshormonen aus.

Als Zuwendungsöl bietet die Weltapotheke in Wien eine Kreation für die Vulva an, die von den Herstellern von Salben und Cremes sonst eher ausgespart bleibt. Es gibt viele Formen der Lokalanwendung für die Scheide, aber wenige für die Haut und die Schleimhaut im Bereich des Schambergs, der äußeren und inneren Labien, wo häufig Trockenheit und Entzündung Beschwerden verursachen, die oft auch die Intimität behindern. »Gyna intim« enthält zarte Öle, die die empfindsame Haut des äußeren Intimbereichs unterstützen, die Barrierefunktion der Haut stärken und auf natürliche Weise vor Feuchtigkeitsverlust bewahren. Jojobaöl bildet einen zarten Schutzfilm und erhöht die Elastizität der Haut, reguliert die Aktivität der Talgdrüsen und ist antibakteriell wirksam. Hohe Anteile an Vitamin E und Antioxidantien in Rosenöl, Preiselbeersamenöl und Nachtkerzenöl sind hautregenerierend und sorgen für ein glattes, weiches Hautgefühl.

Für Männer ist das androgenreiche »Adrena adapt« der Weltapotheke empfehlenswert. Kiefernöl und Pfeffersamenöl regen die Durchblutung an und stärken das Lustempfinden, erhöhen aber auch die Geschmeidigkeit der Haut und wirken leicht antientzündlich.
Sie streichen mit beiden Händen das Öl mehrmals beidseits von außen an den Leisten nach innen auf die Scham zu. Dann wechseln Sie auf den Rücken, legen die flachen Hände abwechselnd auf das Kreuzbein und streichen sanft über das Kreuzbein hinunter zum Steißbein. Wechseln Sie wieder nach vorne. Insgesamt massieren Sie viermal vorne und viermal hinten.

Meridiantherapie

Die Geschlechtsdrüsen stellen sich am Ende des Unterarms kurz vor dem Handgelenk dar, und zwar auf der weichen Innenseite. Von hier aus können Sie zum Handteller hin massieren.
Den Hoden finden Sie am Unterarm kurz vor dem Handgelenk auf der Innenseite kleinfingerseits am Ende des Griffelfortsatzes der Elle.
Der Eierstock liegt an dieser Stelle etwas körpernäher, auf der Höhe des Ellenkopfs.

Hormonmassagen

Sowohl der Geschlechtsverkehr wie auch die Masturbation, kurz das Berühren und Liebkosen der Geschlechtsteile mit dem Ziel, einen Orgasmus zu erreichen, sind Tätigkeiten, die Hormonflüsse anregen, mit denen auch die Funktion anderer Drüsen gestärkt werden kann. Diese Erkenntnis hat in Fernasien die Vorstellung geschaffen, dass die Lebensenergie über das untere Ende des Körperstamms in den Körper einzieht und aufsteigend nach und nach den ganzen Körper erfasst. Wenn es gelingt, sie dann über den Scheitel hinaus nach oben fließen zu lassen, kann man sogar mit dem Kosmischen Kontakt aufnehmen. Über sexuelle Lust, die sich besonders in dieser Region auslösen lässt, kommt ein Mechanismus der Belebung zustande, den man vor knapp zwei Jahrtausenden in Indien in den Begriff des »Tantra« gefasst hat, was so viel wie »Zusammenhang« bedeutet. Die Lust, die durch Geschlechtsaktivität ausgelöst werden kann, ist Lebenslust beziehungsweise Lebensenergie, und diese kann genutzt werden, um die Spiritualität zu steigern. Geht die Lebenskraft zurück, kann man sie mit der Einnahme von Säften oder zu Pulver verarbeiteten Wurzeln wie Ginseng steigern.

In Europa hat sich im Rahmen des Christentums eine Form der Spiritualität entwickelt, die das Oben vom Unten abkoppelt, sogar die Mischung der vier Elemente im Körper hierarchisiert, wo die warmen Elemente Luft und Feuer zum Göttlichen streben, während die schwer wiegenden Elemente Erde und Wasser unten bleiben müssen. Wenn es einer Nonne oder einem Mönch gelingt, die irdischen Regionen abzukoppeln und die Geschlechtslust völlig in spirituelle schwebende Energie zu verwandeln, ist das der Weg zum Heil. Sie sollten »keusch« werden, und Pflanzen wie der Keuschlamm (Mönchspfeffer), der die Wirkung von Testosteron und Östrogenen im Körper unterdrückt, sollten dabei behilflich sein.

Diese Tradition lebt in vielen von uns, und wenn man die

Berührung oder Massage der Scham, der Scheide, des Glieds oder des Darmausgangs anspricht, widerspricht das dieser Tradition. Wer sich kulturell dem asiatischen Raum geöffnet hat – was in den letzten Jahrzehnten Millionen Europäer getan haben –, wird leichter in die Tantra-Techniken finden, die sich in Asien zur Weckung und Hebung der Lebenskraft entwickelt haben und bei denen die Berührung, das Streicheln, das Drücken und Kneten verschiedener Bereiche am unteren Ende des Körperstamms eine große Rolle spielen.

Besonders Androgene, Östrogene und Progesteron, die dabei freigesetzt werden, wirken sich günstig auf die Bildung von Hormonen in der Nebenniere aus und entlasten dabei die Schilddrüse. Man kann damit auch die Steuerdrüsen revitalisieren. Sie kennen das Gefühl wahrscheinlich selbst, das ein Orgasmus auslöst. Dieser findet zwar sensorisch deutlich im Bereich der berührten und gedrückten erogenen Zonen statt – im Regelfall der Kitzler der Frau beziehungsweise die Penisspitze beim Mann –, greift aber auch auf die Nachbarregionen über – besonders die Scheide und Gebärmutter der Frau und die Prostata beim Mann – und erfasst auf diffuse Weise den ganzen Körper. Das Gehirn ist an der Wahrnehmung des Orgasmus beteiligt, und danach werden Botenstoffe ausgeschüttet, die bei vielen Menschen Zufriedenheit, Sattheit, auch etwas Müdigkeit und Schlafneigung erzeugen. Viele Menschen schlafen in dieser Situation ein, tauchen tief in einen erholsamen Schlaf ab und bilden dabei Hormonkraft vor allem im Bereich der Nebenniere. Die belebende und stärkende Wirkung für das Hormonsystem ist offensichtlich, und man kann sogar behaupten, dass Menschen mit einem aktiven Geschlechtsleben zwar nicht unbedingt länger als »keusche« Menschen leben, jedoch aktiver sind und jünger aussehen.

Dabei ist es nicht unbedingt bedeutsam, tatsächlich Geschlechtsverkehr zu haben; auch im Rahmen der Selbstbefriedigung zeigt er Wirkung auf die Hormonflüsse. Ebenso reicht es nicht aus, dass man mit jemand anderem schläft, denn die Tatsache allein sagt noch nichts darüber aus, ob in einem Lust entsteht, die auch zum Orgasmus führt. So kann Geschlechtsverkehr sogar Hormonflüsse blockieren. Bedeutsam ist, dass über die Berührung und die Empfindung der Berührung Lust entsteht, denn diese Empfindung ist es, die die Anregung hormoneller Aktivität und das Auftreten von Hormonflüssen anzeigt. Soll oder muss diese Stimulation in einen Höhepunkt münden? Diese Frage ist nicht abschließend zu beantworten, wohl aber zeigt sich deutlich, dass eine regelmäßige »Hormonmassage« am unteren Körperstamm hilfreich, kräftigend und eine die Lebenskraft unterstützende Maßnahme ist, die jedem Menschen empfohlen wird.

Hormonmassagen für die Geschlechtsdrüsen

Yoni-Massage

Diese Massagetechnik nimmt sich zum Ziel, das weibliche Geschlecht schalenförmig von außen bis ganz nach innen zu stimulieren. Sie wird in Tantra-Zentren als Intimmassage angeboten: von TherapeutInnen, die in der Regel nach den Vorgaben von Annie Sprinkle oder Michaela Riedl arbeiten, welche darüber publiziert haben und auch ausbilden. Im Alleingang ist diese Massage nicht vollständig auszuführen. Eine Liste von ausgebildeten TherapeutInnen für die Tantramassage, Yoni-Massage und Lingam-Massage in Ihrer Nähe finden Sie im Anhang. Wie kann man sich diese Massage also vorstellen?

Bei der Yoni-Massage wird zuerst der gesamte Körper im Sinne einer Ganzkörpermassage über die Haut mit angenehmen Reizen stimuliert, bevor man sich auf die beiden Zentren Brust und Unterbauch konzentriert. Diese werden anschließend durch streichende Bewegungen miteinander verbunden, bevor man sich der Vulva nähert. Hier werden zuerst die äußeren Schamlippen und anschließend die inneren Schamlippen berührt, beklopft und dabei in Vibration versetzt, bevor als nächster Schritt die Klitoris selbst durch sanfte Berührungen, Zupfen und Ziehen angeregt wird, wobei die Bewegungen und die Berührung angenehm sein und Lust erregen sollen.

Danach erst rückt die Scheide selbst in das Zentrum der Aufmerksamkeit und wird in ihrer gesamten Ausdehnung mit Handgriffen massiert, die wieder so angelegt sein sollen, dass Lust entsteht. Die Berührung dringt als Letztes bis zum Muttermund vor, wodurch dann auch die Gebärmutter selbst in die Massage einbezogen wird. Die Gebärmutter kann auch über den Darm erreicht werde. Die Massage der Schamlippen kann schon anfangs den Damm und den Anus miteinbeziehen, und je weiter vorne in die Scheide eingedrungen wird, kann parallel über den Darmausgang in den Darm massiert werden, bis nach etwa 5 cm die Gebärmutter berührt wird. Allerdings ist hier darauf zu achten, dass die bakterielle Besiedlung des Darms sich stark von der Scheide unterscheidet, und wenn es zum Verschleppen von Darmkeimen in die Scheide kommt, können heftige Entzündungen die Folge sein. Hier müssen bei der Massage die Hände getrennt zum Einsatz kommen, also eine Hand soll dann jeweils für vorne und eine für hinten zuständig sein.

Bei der Massage sind Lustempfindungen das Ziel, nicht immer unbedingt auch das Erreichen des Höhepunktes, der aber durchaus eintreten darf und eintreten soll, mit dem Ziel, die Erregung in den gesamten Körper einfließen zu lassen. Frauen können wiederholt und in kurzer Abfolge Orgasmen erleben, ohne sich dabei zu erschöpfen. Prinzipiell gilt: Je sachter, angenehmer, anhaltender und je stärker Lustempfindungen entstehen, desto stärker kommen die Geschlechtshormone ins Fließen, wird die Lebenskraft geweckt, wird die Schilddrüse entlastet, werden die Nebennieren gestärkt. Nach der Massage ist es günstig, wenn man einschläft und unbeschränkt lang schlafen kann, um die Hormondrüsen mit Kraft aufzufüllen.

Lingam-Massage

Für Männer existiert das aus dem Taoismus stammende Konzept der Lingam-Massage, bei der über die sanfte Stimulation des Penis (Lingam, der Liebestab), der Hoden, des Dammes, des Darmausgangs und der Prostata die Lebensenergie geweckt werden soll, ohne dabei im Orgasmus zu verpuffen. Wieder kann man hier aber auch festhalten, dass die Empfindung des Orgasmus, wenn sie in den ganzen Körper einströmt und ihn erfasst, im Grunde genommen genau das erreicht, was auch im Taoismus gefordert wird: Die Lebensenergie soll sich über den ganzen Körper verteilen und ihm dadurch erhalten bleiben.

Im Ablauf ähnelt die Lingam-Massage der Yoni-Massage insofern, als man zuerst eine Ganzkörpermassage durchführt – erst danach wird das Umfeld des Glieds sanft massiert, wozu auch die Leisten, der Bereich des Samenstrangs und die Hoden gehören. Hier ist Vorsicht angesagt, da Berührungen leicht als zu stark empfunden werden. Von den Hoden ausgehend wird dann der gesamte Penis gestrichen, geschüttelt, geklopft und im Bereich der Penisspitze stimuliert, mit dem Ziel, Lustempfinden zu wecken und es zu steigern. Nach und nach wird dann auch der Darmausgang durch Streichen angeregt und der Finger mehr und mehr in den Darm eingeführt, bis nach etwa 5 cm die Prostata erreicht wird. Bei der Eigenstimulation ist der Finger dafür meist zu kurz, sodass hier in der Regel Hilfsmittel wie Dildos zum Einsatz kommen müssen. Da die Schleimhaut des Darmausgangs empfindlich ist, werden auch Gleitmittel oder Öle eingesetzt. Die Berührungen im Darm müssen stets sanft bleiben. Der Druck auf die Prostata ist von der Empfindung her ähnlich wie die Berührung der Gebärmutter, mit dem Unterschied, dass die Prostata durch diese Massage ihr Sekret absondert, was lustbetont ist. Dieser Höhepunkt ist nicht erschöpfend und kann in kurzer Abfolge wiederholt werden, während ein Samenerguss meist abschließend wirkt, müde macht und das Einschlafen fördert.

P-Punkt-Stimulation (Prostata-Stimulation) beim Mann

Es bietet sich an, die Intimmassage auf die Prostata-Stimulation zu beschränken und bis zum dadurch ausgelösten Orgasmus zu bringen. Man kann diese Form der Intimmassage mit Hilfsmitteln gut alleine durchführen. Es handelt sich hier um eine Stimulation der Prostata über den Darm. Die Prostata liegt unter der Haut des Dammes, des Hautabschnitts zwischen Penis und Anus. Von außen kann sie durch behutsame Massage des Dammes erreicht werden. Besser gelingt die innere Stimulation vom Darm aus. Man kann die Prostata über den Darmausgang erreichen. Sie liegt 5–7 Zentimeter vom Anus entfernt hinter der vorderen Darmwand, zur Bauchdecke hin, als weiche Kugel. Sie ist sehr empfindsam. Man führt einen oder zwei Finger in den Anus ein und kann durch leichtes Massieren der Prostata ein intensives Lustgefühl auslösen. Diese Reize lassen die Harnleiter pulsieren, die Prostatamuskeln und die Beckenbodenmuskulatur ziehen sich lustvoll zusammen. Der Orgasmus ist vergleichbar dem »vaginalen Orgasmus« der Frau, der durch Stimulation der Scheide und des Muttermundes eintritt. Unter den Sex-Toys gibt es sogar eigene Prostata-Stimulatoren, die speziell für den Analbereich geformt sind und mit oder ohne Vibration eingesetzt werden. Man verwendet silikon- oder ölbasiertes Gleitgel, um Verletzungen der Schleimhaut und des Ringmuskels zu vermeiden.

Hormonliberatoren und Hormone

Androgenreiche, östrogenreiche, und gestagenreiche Ernährung haben Sie schon im Kapitel zur Hormongesundheit für alle Drüsen ab Seite 77 und im Kapitel zu den Nebennieren ab Seite 138 kennengelernt, sie kann hier typgerecht zur Anwendung kommen.
Auch adaptogene Pflanzen haben Sie nach dieser Unterscheidung bereits kennengelernt – vgl. S. 80–87 sowie 139 – und können Sie nach dem individuellen Bedarf zur Anwendung bringen.

Knospentherapie

Auch für die Geschlechtsdrüsen gibt es geeignete Extrakte, die in der Knospentherapie eingesetzt werden können.

Knospentherapie für die Geschlechtsdrüsen

Gemmoextrakt Rubus idaeus = Himbeere:
3 Sprühstöße in den Mund morgens in der 1. Zyklushälfte unterstützt den Östrogenstoffwechsel

Gemmoextrakt Malus sylvestris = Wildapfel:
3 Sprühstöße in den Mund morgens in der 2. Zyklushälfte unterstützt den Progesteronstoffwechsel

Gemmoextrakt Sequoiadendron giganteum = Riesenmammutbaum:
3 Sprühstöße in den Mund morgens für den Mann zur Steigerung von Lust, Potenz und Fruchtbarkeit

Sie können auch als Frau konkret und rezeptfrei mit homöopathischen Östradiol- und Progesteron-Cremes arbeiten und diese Cremes auch bis zu einer Konzentration von 0,5 Prozent kaufen.

Rezeptfreie Einzelhormone

Als Nahrungsergänzung angeboten werden Extrakte der Geschlechtsdrüsen:

- Biotics Cytozyme-Orchic: 540 mg Hodenextrakt vom Rind Tagesdosis (3 x 1 Tablette)
- Biotics Cytozyme-O: 450 mg Eierstockextrakt vom Rind Tagesdosis (3 x 1 Tablette)

Die Bauchspeicheldrüse

Die Bauchspeicheldrüse, bekannt auch als das Pankreas, liegt im Oberbauch auf der Rückseite außerhalb des eigentlichen Bauchraums zwischen Magen, Zwölffingerdarm, Milz, Leber und Blutgefäßen verborgen in der Nähe der Wirbelsäule. Der hormonell aktive Anteil im Schwanzbereich der Drüse wird zusätzlich vom linken Rippenbogen geschützt und ist für eine direkte Massage unzugänglich. Umso bedeutsamer ist der Druck der Eingeweide, der auf ihn ausgeübt wird. Ein voller Magen drückt auf den Pankreasschwanz, aber auch träger Stuhlgang im Dickdarm kann auf der Höhe der linken Flexur das Pankreas bedrängen. Die Spannung im Zwerchfell sollte zudem nicht zu hoch sein, sonst wird der Energiefluss im Pankreas behindert.

Mit einer Befreiung des Atems und einer Bauchmassage lassen sich diese Umfeldbedingungen verbessern, was umso wichtiger ist, wenn die Spannung der Bauchmuskulatur hoch ist. Ein Griff auf den Oberbauch zeigt hier sehr schnell, womit wir es

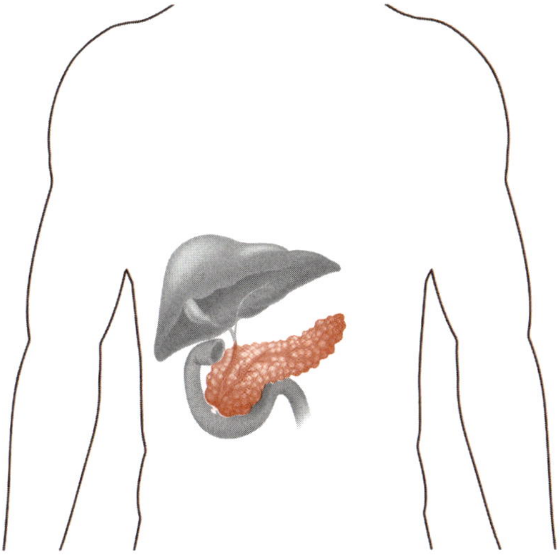

Aussehen und Position der Bauchspeicheldrüse

zu tun haben. Bei vielen Menschen mit Diabetes ist der Oberbauch eine harte, angespannte Platte, wodurch auch der Lymphabfluss behindert ist. Gelingt es, diese Anspannung zu lösen, nimmt die Durchblutung im Pankreas zu, der Lymphstau löst sich auf, und die Funktion der Drüsenzellen verbessert sich.

Stimmübungen und die Anwendung von Klängen

Auch zur Stimulation der Bauchspeicheldrüse kann man wieder sehr gut mit der Stimme und mit Klangkörpern arbeiten, die kleine Erschütterungen im Gewebe hervorrufen und damit die Durchblutung steigern und die Spannung der Muskulatur lösen. Je genauer es dabei gelingt, den richtigen Ton, die richtige Tonhöhe zu treffen, desto intensiver ist die Wirkung. Als Erstes legt man deshalb die Hand auf den Oberbauch und probiert verschiedene Tonlagen aus, bis die Vibration unter der Hand spürbar wird.

Der Ton des offenen O, im Brustton gesungen, ist hier günstig. Wenn Sie die Lippen dabei fast schließen, verstärkt sich die Vibration. Singen Sie dazu ruhig und unter Verlängerung der Ausatmung ein O.

Sie können auch eine Klangschale im Liegen auf den Oberbauch stellen und anschlagen. Noch eleganter ist es, die Klangschale zu reiben, sodass die Erschütterungen tief eindringen können. Auch eine schwingende Stimmgabel, auf den Schwertfortsatz des Brustbeins gestellt, verursacht Vibrationen im unteren Brustkorb, die sich dem Pankreas mitteilen. Lassen Sie sich diese Übungen am besten von einem ausgebildeten Therapeuten zeigen, der Sie weiter anleiten kann.

Stimulation von Reflexzonen der Haut

Sie erreichen das Pankreas auf der Hand, wenn Sie vom Handteller aus in den Zwischenraum der Grundglieder des vierten und fünften Fingers hineinmassieren. Tun Sie das sanft, und nutzen Sie dabei Bergamotteöl in Hanföl.

Auf dem Rücken am inneren Rand des Schulterblattes beidseits kann man mit sanftem Streichen der Bauchspeicheldrüse starke Signale geben. Diese Massage lässt sich nicht allein durchführen, aber eine Hilfsperson kann von dort aus täglich über zehn Minuten mit Bergamotteöl die Pankreasfunktion anregen.

Bergamotteöl – krampflösend und stärkend

Die Bergamotte ist eine Zitruspflanze mit einem charakteristischen Geruch, der dem Earl-Grey-Tee seine Duftnote verleiht. Sie hat eine stark krampflösende Wirkung auf den Darm, stärkt die Leberfunktion und verbessert die Tätigkeit der Bauchspeicheldrüse, sowohl was die Produktion von Verdauungsenzymen betrifft wie auch die Insulinbildung.

Da das Bergamotteöl pur die Haut reizt und auch die Empfindlichkeit gegen Sonnenstrahlen verstärkt, ist es sinnvoll, dieses zu verdünnen. Stellen Sie sich eine Mischung von 10 Tropfen Bergamotteöl in 50 ml Hanföl her und benutzen Sie es auf diese Weise als Massageöl.

Meridiantherapie

Auch mit Maßnahmen der Meridiantherapie können Sie die Bauchspeicheldrüse stimulieren. Kneten Sie dazu unmittelbar nach dem Essen etwa fünf Minuten lang auf beiden Händen den untersten Teil des Daumenballens. Diese Maßnahme fördert die Insulinbildung in der Bauchspeicheldrüse.

Hormonmassage für die Bauchspeicheldrüse

Eine tägliche sanfte Selbstmassage hebt die Leistungsfähigkeit des Pankreas und hilft damit bei der Verdauung und der Harmonisierung des Zuckerstoffwechsels. Idealerweise wird diese Massage etwa eine halbe Stunde nach dem Essen durchgeführt. Sie legen sich auf den Rücken und verteilen auf dem gesamten Bauch in kreisenden Bewegungen im Uhrzeigersinn Bergamotteöl. Nutzen Sie dafür die linke Hand.

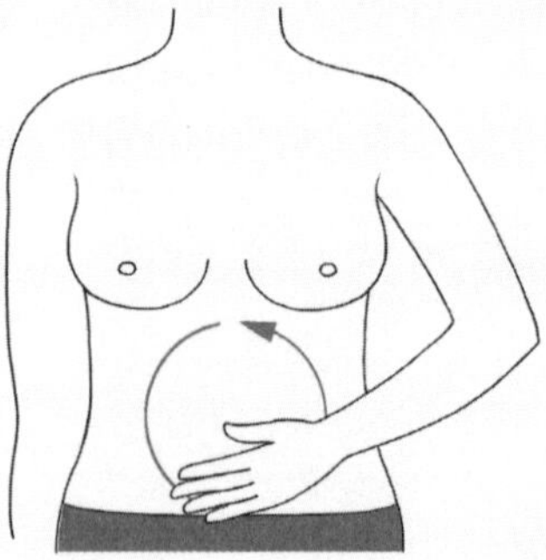

Kreisen Sie zehnmal in einem großen Kreis über den ganzen Bauch. Üben Sie dabei keinen Druck aus.
Dann die linke Hand flächig auf den Oberbauch legen, bewusst in den Bauch atmen, sodass sich mit jedem Atemzug die Hand hebt.
Beim Einatmen führen Sie mit der Hand eine sanfte Schüttelbewegung durch und üben dabei einen sanften Druck auf den Oberbauch aus.

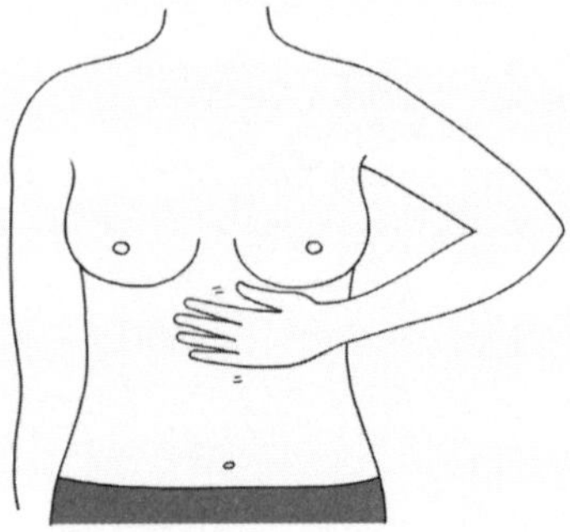

Beim Ausatmen liegt die Hand flach und ohne Druck auf dem Bauch. Führen Sie diesen Schritt zehnmal aus.

Wiederholen Sie die Schritte 1 und 2 dreimal.
Danach ruhen Sie noch zehn Minuten, ohne die Hände auf den Bauch zu legen, und atmen dabei bewusst in den Bauch, der sich dabei beim Einatmen heben und beim Ausatmen völlig entspannen soll.

Hormonliberatoren und Hormone

Von zwei weiteren Ölen ist es bekannt, dass sie die Bauchspeicheldrüse bei ihrer Hormonproduktion unterstützen oder im Stoffwechsel insulinartig wirken können, sodass der Bedarf an Insulin sinkt. Diese Öle werden innerlich angewendet und können miteinander kombiniert werden:

- Schwarzkümmelöl steigert die Bildung von Insulin, man nimmt morgens 2 g des Öls ein.
- Zimtrindenöl entlastet den Insulinstoffwechsel, da es den Zuckerstoffwechsel aktiviert. Zusätzlich kurbelt es die Produktion von Insulin an. Es ist ein wunderbares Öl, das vielen Menschen dabei hilft, Insulin einzusparen oder sogar darauf zu verzichten. Allerdings ist die Verträglichkeit von Zimtrindenöl gering, und es muss mit Bedacht dosiert werden. Es irritiert Haut und Schleimhäute so stark, dass ein äußerliches Auftragen nicht möglich ist. Innerlich genommen kann es im Übermaß Beschwerden wie Herzklopfen und erhöhte Darmtätigkeit auslösen. Nehmen Sie zuerst nur einen Tropfen Zimtrindenöl in einem Glas Wasser morgens.

Knospentherapie

Für die Bauchspeicheldrüse eignen sich besonders:

Gemmoextrakt Juglans regia = Walnuss:
Verbessert die Insulinsekretion und wirkt entzündungshemmend auf die Bauchspeicheldrüse.
Dosis: 2 Sprühstoße abends in den Mund

Gemmoextrakt Olea europaea = Olive:
Bei Diabetes mellitus Typ 2 mit hohem Cholesterin und hohen Blutfetten. Das Gemmospray aus den Knospen des Olivenbaums hat allgemein eine schützende Wirkung auf die arteriellen Blutgefäße, verbessert die Fließeigenschaften des Blutes und senkt den Cholesterinspiegel.
Dosis: 3 Sprühstöße morgens in den Mund

Rezeptfreie Einzelhormone

Seit einigen Jahrzehnten hat sich die Gabe von Bauchspeicheldrüsenextrakt in der Medizin etabliert. Dieser stammt von Hausschweinen, denen nach der Schlachtung die Bauchspeicheldrüse entnommen, gereinigt, tiefgefroren, zu Pulver verarbeitet und in Kapseln gefüllt wird. Letztere sind wichtig, um zu verhindern, dass die Pankreasenzyme schon im Mund aktiv werden und den Zahnschmelz angreifen. Ein Großteil des Inhaltes sind Enzyme, die Nahrungsbestandteile aufspalten: Die Lipase zerkleinert Fette, die Amylase Kohlenhydrate und die Protease Eiweiße. Ein kleinerer Anteil stammt aus dem Schwanzbereich der Drüse und liefert Insulin, das allerdings bei der Einnahme über den Verdauungstrakt nur eingeschränkt wirkt. Zwar wird dieses Eiweißhormon durch die Kapsel recht gut vor der Magensäure geschützt, doch die Aufnahme über die Dünndarmzellen erfolgt nur reduziert. Trotzdem kann mittels Bauchspeicheldrüsenextrakt bei vielen Menschen eine Entlastung der Drüse erreicht werden, was sich bei Diabetes Typ II günstig auf den Glucosestoffwechsel auswirkt.

Es gibt zahlreiche Produkte mit Pankreatin auf dem Markt, man kann sie unter Namen wie Cotazym®, Helopan®, Kreon®, Lipazym®, Ozym® und Panzynorm® rezeptfrei kaufen. Ihre Stärke ist nach dem Gehalt an Lipase in Einheiten festgelegt. Pro Mahlzeit werden 20 000 bis 40 000 Einheiten empfohlen.

Es gibt auch Bauchspeicheldrüsenextrakt vom Rind unter dem Produktnamen Cytozyme-PAN. Hier nimmt man 750 mg Tagesdosis, was 3 x 1 Tablette entspricht.

Die Brustdrüse

Die weibliche Brust und die männliche Brust unterscheiden sich in der Kindheit kaum voneinander, doch mit Eintritt der Pubertät ist das zu Ende. Bei Frauen wächst nicht nur die Brustdrüse selbst, sondern auch der weiche, von der Unterhaut gebildete Schutz darum. Diese Wirkung ist Östrogenen geschuldet. Beim Mann bleibt die Drüse unter Einfluss der Androgene klein, dafür vergrößert sich der Brustmuskel. Zwischen diesen Polen ordnen sich Männer und Frauen ganz unterschiedlich ein. Eine Frau, die viel Sport treibt und dabei ihre Androgenkomponente betont, hat oft eine kleine Brust, während Männer in höherem Alter durch Östrogendominanz mitunter eindrucksvolle Brüste entwickeln, die an jene einer Frau erinnern.

Die Berührung der Brust führt bei Mann und Frau zu einem Anstieg von Prolaktin und Oxytocin, hier gibt es keine Unterschiede. Die Wirkung auf Hypophyse und Hypothalamus ist anregend und kann bei Erschöpfungssyndromen genutzt werden, wo die Steuerung für die Effektordrüsen zu schwach ist.

Man kann die Brust auch dazu benutzen, um zwischen der Schilddrüsen- und Nebennierenfunktion eine Harmonisierung zu erreichen, wenn diese beiden Drüsen miteinander in Konflikt geraten sind. Es handelt sich dabei um eine energetische Verbindung, die die anatomischen Gegebenheiten ausnutzt. In der Sprache der Chakren-Therapie ausgedrückt, wird über das Brust-Chakra das Nabel-Chakra mit dem Hals-Chakra harmonisiert. Man findet solche Zustände öfters, dass man unter diesen Gesichtspunkten ein Zuviel an Aktivität in einem der Chakren hat und diese über ein benachbartes Chakra ableiten und zur Stärkung eines minderaktiven Chakras nutzen kann. Diese Möglichkeit sollten Sie nutzen, denn es kommt sehr häufig vor, dass das Miteinander der Schilddrüse mit der Nebenniere gestört ist und über die Brust wieder eine Verbindung geschaffen werden kann.

Stimmübungen und die Anwendung von Klängen

Alles frei aus der Brust Gesungene in mittlerer Stimmlage aktiviert die Brustdrüse und stärkt die Lebenskraft. Man nutzt hier bevorzugt den Vokal A zum Singen und legt die flache Hand dazu mitten auf die Brust. Dabei kann man auch laut werden und mit der Intensität der Töne, die man hervorbringt, die Brust zur Erschütterung bringen.

Auch Klangkörper können hier in besonderem Maß zum Einsatz kommen. Gongs, die vor den Körper gehalten geschlagen werden, können intensiv in der Brust gespürt werden. Stimmgabeln, die auf das Brustbein aufgesetzt werden, erfassen mit ihren Vibrationen den gesamten Brustkorb. Diese energetischen Klanganwendungen haben bei Männern einen stärkeren Effekt als bei Frauen – schon von Menschenaffen und dann von kampfbereiten Männern ist schließlich die Praxis bekannt, sich mit den Fäusten auf den Brustmuskel zu trommeln, um auf die eigene (Mannes-)Kraft, den Mut und die Durchsetzungskraft zu verweisen, die dem Mann ja von Seiten seiner Androgene geschenkt wird. Das Trommeln verstärkt hier sogar noch die Bildung dieser männlichen Geschlechtshormone.

Bei der Frau führen zartere Impulse, insbesondere Musik, die von der eigenen Kehle hervorgebracht wird, nicht selten zu einem Wachstum der Brust durch Anregung der Östrogenbildung, was man bei Sängerinnen mitunter beobachten kann.

Stimulation von Reflexzonen der Haut

Man kann die Brust reflektorisch sehr gut über den Fußrücken erreichen. Diese Methode bietet sich an, wenn die Brust selbst berührungsempfindlich ist oder man einen Knoten fernbehandeln und ihn nicht direkt berühren möchte.

Am Fußrücken über der zweiten, dritten und vierten Zehe findet sich ein relativ großes Areal, das man sanft massieren kann. Welches Öl verwendet man dabei? Ein aphrodisierendes: Patchouli, Ylang-Ylang oder Jasminöl.

Meridiantherapie

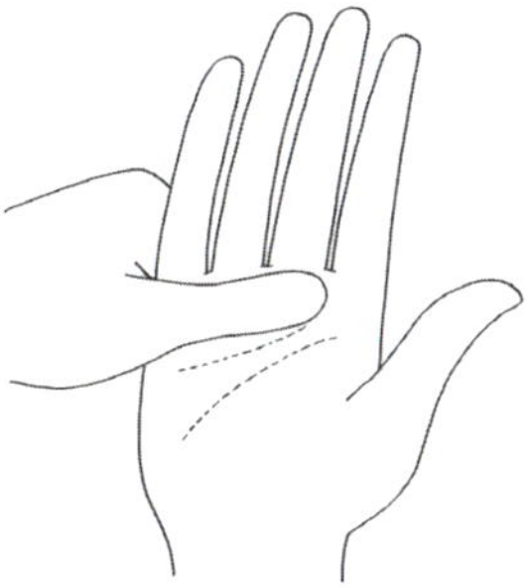

Durch Drücken und Kneten der Zone der Brust an der Hand kann man ebenfalls eine Fernwirkung erzielen. Die Zone liegt am Übergang vom Handteller zu den Fingergrundgelenken in der Mitte der Hand zwischen 2. und 4. Finger.

Hormonmassagen

Die Brust ist wie die Schilddrüse eine Drüse, die direkt angefasst und bewegt werden kann. Diesen Vorteil sollten Sie unbedingt nutzen. Es gibt keine andere Drüse, deren Berührung so stark auf die Steuerdrüsen des Gehirns wirkt, und keine andere Drüse, mit der die Oxytocinausschüttung so effektiv passiert, die für die seelische Stabilität und Zufriedenheit so wichtig ist. In der Zeit der Wechseljahre, wo sehr häufig die Minderleistung des Eierstocks das Gehirn erregt und die Ausschüttung von Steuerhormonen aktiviert, kann man hier über die Brust eine harmonisierende Wirkung erreichen, indem man die Hormone, deren Bildung angeregt werden soll, also vor allem Östrogene und Progesteron, in pflanzlicher Form anbietet.

Hormonmassagen für die weibliche und die männliche Brust

Einfache Brustmassage bei Frauen

Für diese Massage verwenden Sie ein Öl, das reich an pflanzlichen Östrogenen ist, also beispielsweise Muskatellersalbeiöl, Ylang-Ylang, Geranienöl oder Fenchelöl. Oder Sie nehmen das Zuwendungsöl, das wir speziell für die Brustmassage der Frau kreiert haben: Gyna Brust. Dieses beinhaltet eine Mischung aus Wildrose, Damaszener Rose, Jasmin, Nachtkerze, Schafgarbe, Granatapfel, Frauenmantel und Walnussöl, die harmonisch östrogen- und progesteronanregende Wirkungen miteinander verbinden, das Bindegewebe kräftigen und stärken, Spannungen ausgleiten, die Haut glätten und befeuchten und die Lymphgewebe aktivieren. Bezugsquellen finden Sie im Anhang.

Sie massieren die Brüste abwechselnd.

Wenn Sie mit der linken Brust beginnen, heben Sie den linken Arm und streichen zuerst von der Innenseite des linken Arms über die Achselhöhle und den Brustmuskel zur Brust herunter, um die Lymphbahnen auszustreichen.

Sie benetzen die Finger der rechten Hand mit Öl und massieren damit sanft die linke Brust ein.

Sie beginnen die ganze Brust mit der rechten Hand zu kneten, zunächst auf der Ebene der Brustwarze und dann langsam stückweise hochgehend auf den Brustmuskel bis zur Schulter.

Sie ölen die linke Hand ein und machen alles genauso auf der anderen Seite.

Sie ölen beide Hände nach, legen eine Handfläche oben auf die Brust und eine Handfläche unten an die Brust und machen mit den Händen eine reibende Bewegung, sodass sich die Brust hin und her dreht. Das Gleiche machen Sie bei der anderen Brust.

Sie legen jeweils einen Finger einer Hand an eine Brustwarze an und streichen von dort aus nach außen, setzen wieder an der Brustwarze an und streichen wieder nach außen.

Sie stimulieren die Brustwarze beidseits durch Reiben, Kneten, Drehen.
Sie schütteln abschließend die Brüste aus.

Einfache Brustmassage bei Männern

Die Brust auf beiden Seiten flächig einölen.
Mit der rechten Hand den linken Brustmuskel fassen und sanft kneten, beginnend in der Achselhöhle und dann in kleinen Schritten herunter bis auf die Höhe der Brustwarze vorarbeiten.

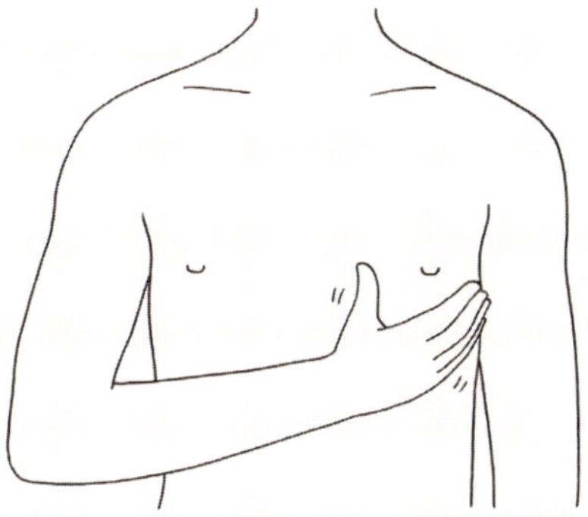

Mit der linken Hand das Gleiche auf der rechten Seite durchführen.

Flächig mit der rechten Hand vom rechten Rippenbogen mit sanftem Druck in einer Scheibenwischerbewegung von außen nach innen bis zum Brustbein hochstreichen.

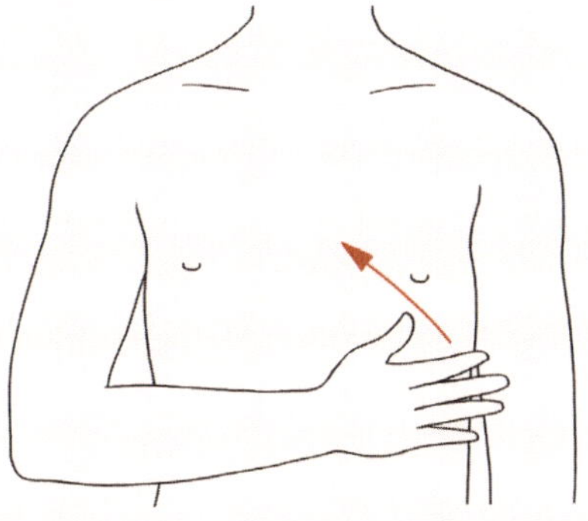

Mit der linken Hand das Gleiche auf der rechten Seite durchführen.
Schritte 1 und 2 dreimal wiederholen.

Nun zuerst links, dann rechts fünfmal kreisende Bewegungen auf der Brust ausführen.

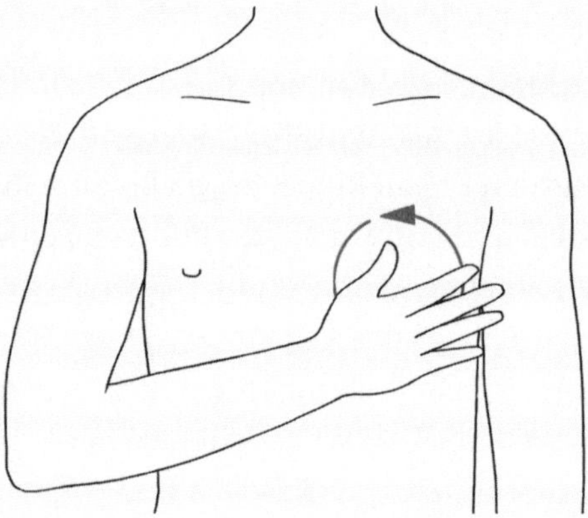

Mit der rechten Zeigefingerspitze auf dem Warzenhof die Brustwarze mit sanftem Druck zehnmal umkreisen.
Mit der linken Zeigefingerspitze auf der anderen Seite das Gleiche durchführen.
Abschließend noch einmal Schritt 2 wiederholen.
Als Massageöl geeignet sind androgenreiche Öle, zum Beispiel Sandelholzöl, Kiefernnadelöl oder Pinienöl. Auch das Zuwendungsöl »Adrena adapt«, das androgenreich ist, kann hier angewandt werden.

Schilddrüse und Nebenniere über die Brust verbinden

In Fällen, in denen die Schilddrüse nach einer längeren Phase der Nebennierenschwäche in die Überfunktion geht – zum Beispiel beim Schub eines Morbus Basedow –, ist es hilfreich, die Brust als Vermittlerin zwischen den Drüsen einzusetzen und die überschüssige Energie, die durch die Schilddrüsenüberfunktion entsteht, herab in die inaktive Nebenniere zu ziehen und diese damit zu fluten.
Sie massieren im Sitzen oder Stehen.
Beide Hände mit einem Öl einmassieren. Bei Schilddrüsen-

überfunktion und Nebennierenschwäche besonders geeignet ist Jasminöl. Es enthält Phytoöstrogene, wirkt aber auch beruhigend und angstlösend.
Sie legen die rechte Hand links in den Nacken und streichen dann vorne über die Schilddrüse bis herunter zur linken Brust, umkreisen diese dreimal und streichen dann über den linken Brustkorb und den linken Rippenbogen bis zum Rücken.
Sie wiederholen diese Übung auf der anderen Seite und führen beides fünfmal hintereinander durch.
Wenn Sie eine überaktive Nebenniere haben, mit Bluthochdruck, Schlafstörungen und innerer Hitze, ist es hilfreich, die überschüssige Energie nach oben zu verlagern in die Schilddrüse, die wahrscheinlich schon seit Jahren entzündet war und nun wenig aktiv und narbenreich ist.
Sie machen die Massage nun gerade umgekehrt, beginnen unten am Rippenbogen und ziehen von dort die Energie aufwärts unter dreimaliger Umkreisung der Brust und weiter vorne am Hals über die Schilddrüse bis in den Nacken hinein.
Für diese Art der Massage gut geeignet ist bei Frauen etwa Granatapfelkernöl: Es ist phytoöstrogenreich, anregend und hebt die Stimmung und Energielage. Männer werden ein androgenreiches Öl bevorzugen, zum Beispiel Sandelholzöl.

Nachwort

Sie finden in diesem Buch alle Möglichkeiten, um Ihren Hormondrüsen zu helfen und eine neue Übereinstimmung zwischen diesen Drüsen herzustellen – mittels einer Hormonie-Erfahrung, die Sie individuell zusammenstellen und auch ausüben sollen. Was Ihnen hilft, spüren Sie selbst. Was die Hormondrüsen im Laufe von Wochen und Monaten revitalisiert, kann man messen. Vor allem die Veränderung im Aussehen der Schilddrüse im Ultraschall ist eindrucksvoll. Eine erfolgreiche Hormonzuwendung führt zur Entlastung der Schilddrüse, die daraufhin abschwillt, Narben abbaut und ihre schmetterlingsförmige, kantige Form und ihre seidige hellgraue Struktur zurückgewinnt. Aber auch die Normalisierung von Autoantikörpern gegen die Schilddrüse oder das Erreichen eines stabilen Vitamin-D-Spiegels kann anzeigen, dass sich das Hormonsystem ausgeglichen hat und wieder leistungsfähig geworden ist.
Sie müssen auf diesem Weg aber nicht EinzelkämpferIn bleiben. Sie können schon zu Beginn eine/n SchilddrüsenpraktikerIn aufsuchen, sich einstufen lassen und einen ersten Behandlungsplan erstellen lassen. Sie können ein Hormonie-Erfahrungs-Seminar besuchen, in dem Sie die Wirkung einzelner Maßnahmen, vor allem von Ölen und Massagetechniken, Atem und Klang, am eigenen Leib verspüren und auf ihre Effektivität prüfen. Der Besuch einer Therapeutin oder eines Therapeuten oder die Wiederholung eines Seminars kann hier zum wichtigen Wegbegleiter werden.

Ich wünsche Ihnen auf diesem Weg interessante Erfahrungen, viel Freude, Hormonie und Erfolg!

Anhang

Vorbereitungsbogen

1. Messen Sie bitte an drei aufeinanderfolgenden Tagen viermal am Tag die **Körpertemperatur** unter der Zunge.

°C	Nach dem Aufstehen	Gegen 11 Uhr	Gegen 16 Uhr	Vor dem Einschlafen
1. Tag				
2. Tag				
3. Tag				

2. Sammeln Sie alte **Arztberichte** und bringen Sie sie zum Termin bei Ihrem Therapeuten mit. Versuchen Sie, folgende **Laborbefunde** neu bestimmen zu lassen:
   fT3, fT4, TSH, TPO-AK, TAK, TRAK, Ferritin, Cortisol, Aldosteron, Progesteron, 17-BetaÖstradiol, FSH, 25-OH Vitamin D3, Vitamin B6, Vitamin B12.

3. Derzeitige **Beschwerden** (bitte Zutreffendes ankreuzen)

- ☐ Kann nicht lange durchhalten
- ☐ Weniger Energie als andere
- ☐ Tiefe Erschöpfung
- ☐ Lange Erholungszeiten
- ☐ Kältegefühl in Händen und Füßen
- ☐ Hohes Cholesterin
- ☐ Reizdarm
- ☐ Verstopfung
- ☐ Trockene Haut und Haare
- ☐ Diffuser Haarausfall
- ☐ Brüchige Fingernägel, Rillen
- ☐ Haare werden grau oder weiß
- ☐ Einschlafneigung tagsüber
- ☐ Konzentrationsstörungen
- ☐ Vergesslichkeit
- ☐ Ein Gefühl wie Watte im Kopf
- ☐ Gewichtszunahme
- ☐ Knochen- oder Muskelschmerzen
- ☐ Ohrenjucken
- ☐ Karpaltunnelsyndrom
- ☐ Druck in der Kehle, Kloßgefühl
- ☐ Augenbrauen werden dünner
- ☐ Haarausfall seitlich an den Augenbrauen
- ☐ Ängste bis Panik
- ☐ Herzklopfen
- ☐ Zittern
- ☐ Durchfall
- ☐ Überempfindlichkeit
- ☐ Schreckhaftigkeit
- ☐ Wutausbrüche
- ☐ Ungeduld
- ☐ Grippesymptome ohne Grippe
- ☐ Kopfschmerzen
- ☐ Körperschmerzen
- ☐ Empfindliche Haut
- ☐ Innere Unruhe
- ☐ Heißhungerattacken
- ☐ Reisekrankheit
- ☐ Schläfrig auf Kaffee
- ☐ Häufiges Harnlassen
- ☐ Durchschlafstörungen
- ☐ Allergien verschlechtern sich
- ☐ Infektneigung
- ☐ Alles besser nach 18 Uhr
- ☐ verminderte Libido
- ☐ Schmerzen in der Harnblase
- ☐ Prämenstruelles Syndrom
- ☐ Starke Monatsblutung
- ☐ Schwellungen
- ☐ Bluthochdruck
- ☐ Hitzewallungen

Name

....

Geburtsdatum

....

Adresse

....

....

....

Adressen und Bezugsquellen

Hormonie.org
Die Webseite von Dr. med. Berndt Rieger mit Infos zu den Hormondrüsen, ihren Erkrankungen und ihrer Behandlung. Sie finden dort auch aktuelle Termine zu den Informationsseminaren, Weiterbildungsangebote für Therapeuten sowie Adressen von SchilddrüsenpraktikerInnen und SpezialistInnen für Hormonie-Massage in Ihrer Nähe.

Weltapotheke.at
Sie bekommen hier alles, was Sie an Arzneien für die Hormonzuwendung brauchen: Schilddrüsenextrakt, Zuwendungsöle, ätherische Öle, adaptogene Pflanzen, Vitamine und andere Vitalstoffergänzungen.

Kloesterl.de, Receptura.de
Die Klösterl-Apotheke in München und die Receptura-Apotheke in Frankfurt am Main sind Bezugsquellen rezeptpflichtigen Schilddrüsenextraktes.

Bioidenta.com
Die in diesem Verein tätigen österreichischen ApothekerInnen bieten alle Schilddrüsenextrakt vom Schwein gegen Rezept und adaptogene Pflanzen und Vitalstoffe an.

Deltastar.nl
Hier bekommen Sie hochwertige Vitalstoffe und Nahrungsergänzungsmittel, insbesondere auch hochwertigen Schilddrüsenextrakt vom Rind.

The-natural-choice.co.uk
Diese Webseite vertreibt die Hormonpräparate der Firma Procepts, die als Nahrungsergänzungsmittel Schilddrüsenextrakt vom Schwein (Metavive) sowie Nebennierenextrakt vom Rind (Adrenavive) anbietet. Diese Produkte sind rezeptfrei erhältlich.

Primaveralife.com
Die Firma Primavera ist in zahlreichen Drogeriemärkten vertreten mit einer breiten Palette der in diesem Buch erwähnten Einzelöle.

Etherischeoele.de
Prof. Wabners ätherische Öle, Basisöle, Hydrolate.

Phytopharma.at
Koll-biopharm.de
Spagyros.de
Phytomed.ch
All diese Firmen bieten Gemmotherapeutika an.

Nacht-milchkristalle.de
Eine Bezugsquelle für melatoninreiche Milch.

Gall.co.at
Die Firma Gall Pharma stellt eine große Anzahl hochwertiger adaptogener Pflanzenprodukte her.

Tantramassage-verband.de
Hier finden Sie eine Liste von ausgebildeten TherapeutInnen für die Tantramassage, Yoni-Massage und Lingam-Massage in Ihrer Nähe.

Register